Bauch, Beine, Po & Herz

Michaela Hanauer

Bauch, Beine, Po & Herz

Thienemann

40 Grad Reisefieber

»Hättest du gedacht, dass die uns wirklich fahren lassen?«

Ich hocke im Zimmer meiner besten Freundin Luisa und in meinem Bauch hat sich eine Ameisenstraße aus Vorfreude breitgemacht. Ich kann es echt nicht fassen, dass es morgen so weit sein soll, und Luisa scheinbar auch nicht.

»Nie im Leben! Ein richtig echtes Rockfestival und wir sind live dabei!«

Mein Blick fällt auf den Berg aus Klamotten, Zeltausrüstung und Krimskrams. Ich kann mir ein Kopfschütteln nicht verkneifen. Dieses Chaos kann nur Luisa »Reisevorbereitungen« nennen. In Wirklichkeit zupft meine liebe Freundin immer wieder neue Klamotten aus den Schränken, weil ihr nichts cool genug ist.

»Aber nur, wenn du dich langsam mal entscheidest, was du anziehen willst. Sonst sitzen wir morgen immer noch hier statt im Zug.«

Vor ziemlich genau sechs Wochen habe ich das Plakat von *Rock im Park* auf dem Weg in die Schule entdeckt. Aus dem Augenwinkel. Wollte schon vorbeiradeln, weil ich wie immer spät dran war, aber dann hab ich gesehen, wer Topact ist: *Wir sind Helden*. Text trifft ins Schwarze und astreine Musik. Klar, dass ich da hinmuss. Luisa war leicht zu überzeugen. Sie ist zwar ein ganz schönes Schlafwunder und braucht besonders morgens ab und zu einen Tritt, um in die Puschen zu kommen, aber gegen einen Trip zur Band Nummer eins gab es keine Einwände. Bei meiner Mutter habe ich da ehrlich gesagt mit mehr Widerstand gerechnet. Eine Woche lang bin ich um sie rumgeschlichen. Habe freiwillig den Abwasch erledigt und den Müll runtergebracht. Kurz: das Modell »Mustertochter«. Irgendwann hat sie den Braten gerochen.

»Vanessa, kannst du bitte aufhören, mit dem Staubtuch vor meiner Nase herumzuwedeln? Sag mir lieber, wann die Party ist ...«

»Was für 'ne Party?«

»Die Party, wegen der ich seit Tagen verwöhnt werde.«

»Äh, also – im Juni, und genau genommen ist es keine Party, sondern ein Konzert.«

»Aha, und wo ist der Haken?«

»Es ist in Nürnberg und dauert drei Tage. Aber meine absolute Lieblingsband spielt da und noch ganz, ganz viele andere tolle Bands. Du musst einfach Ja sagen. Dann mach ich noch mindestens drei oder zwei Wochen den Abwasch und ...«

»Halt, halt, bevor du dich komplett zur Sklaverei verpflichtest! Jetzt erst mal der Reihe nach: Wo willst du denn da übernachten? Und alleine fährst du mir auf gar keinen Fall hin.«

»Die haben einen eigenen Zeltplatz. Soll ich dir den Flyer zeigen? Außerdem kommt Luisa mit.«

Ich wusste, dass ich gewonnen hatte. Wenn meine Mutter nicht gleich Nein sagt, stehen die Chancen meistens sehr gut. So auch diesmal. Erst wurde alles ausführlich diskutiert, und auch ein paar ernste Ermahnungen fehlten nicht. Besonders genau hat sie sich davon überzeugt, dass es wirklich schon mit sechzehn erlaubt ist, da hinzufahren und dort zu übernachten. Und dann hat sie mir sogar ein paar Euro zugesteckt und geholfen, Luisas Eltern breitzuschlagen. Das Gesicht von Luisas Vater, als Mama mit ihrem berüchtigten Wimpergeklimper gesagt hat: »Aber Herr Jenk, Sie waren doch auch mal sechzehn!« Eins a mit Sahnehäubchen! Das macht ihr so schnell keiner nach. Ich jedenfalls nicht. Die Begabung, Männer um den kleinen Finger zu wickeln, hat meine Mutter mir leider nicht vererbt. Ich bin eher der Typ für hitzige Streitgespräche statt für 'nen gekonnten Augenaufschlag.

»Erde an Vanessa! Jemand zu Hause? Was nimmst du denn mit?«

Ich höre Luisas Stimme, aber erst als sie mir unwillig auf die Schulter tippt und in Richtung der Ausrüstungstürme deutet, wird mir klar, dass sie eine Antwort erwartet.

»Och, nix Besonderes: Jeans, Turnschuhe, das schwarze Sweatshirt und drei T-Shirts.«

»Mensch, Vanessa, du könntest ruhig mal was Abgefahreneres anziehen als immer diese weiten Teile. Wir fahren auf ein Konzert und nicht zum Bolzplatz.«

»Du mit deinen Traummaßen hast gut reden! Für Trampeltiere in meiner Größe gibt es eben nichts Abgefahrenes!«

»Übertreib mal nicht. Von wegen, du bist zu dick und so. Das stimmt doch null!«

»Ach nein? – In letzter Zeit mal einen Blick auf meine Hüften geworfen? Da passen locker zwei von deiner Sorte rein!«

Ich ziehe das T-Shirt ein Stück hoch und deute auf meinen Bauch. Immer die gleiche Leier. Als ob sich meine Speckröllchen wegdiskutieren ließen. Die Pfunde genau an der richtigen Stelle – ich kann den Spruch schon nicht mehr hören. Seit der bescheuerten Pubertät passe ich nun mal in keine normalen Jeans mehr. An bauchfrei ist gar nicht zu denken. Nicht nur, dass ich als Erste in der Klasse einen Busen bekommen habe, nein, es musste auch gleich so ein »richtiger« sein. Schon damals bin ich auf Schlabber-T-Shirts umgestiegen. Einziges Mittel gegen glotzende Jungs, die gar nicht mich, sondern meine Oberweite meinen.

Und dann sind auch noch Hüfte und Po dazugekommen. Es ist zum Heulen, Schokolade braucht nur vor mir im Regal zu liegen, – schwups – habe ich schon wieder ein

Kilo mehr drauf. Warum kann ich nicht dünn sein wie alle anderen? Wie Luisa zum Beispiel: flacher Bauch, kein Gramm zu viel an den Oberschenkeln, ein paar blitzblaue Augen im Gesicht, passend dazu eine blonde Bob-Frisur. Mit der Optik kann sie jeden Jungen schachmatt setzen. Was nützt mir meine lange, dunkle Lockenmähne, wenn mich schon von Weitem jeder für einen Doppel-Whopper auf zwei Beinen hält? Bis zum Flirten komme ich gar nicht erst. Große braune Augen und angeblich seidige, lange Wimpern!? Das sind diese Beruhigungs- und Trostphrasen, die sich Luisa und meine Mutter im Wechsel einfallen lassen. Leider läuft mein Kopf aber nicht allein durch die Gegend, sondern sitzt oben auf meinem Quaddelkörper, der regelmäßig den ersten Eindruck versaut. Bevor mir ein akzeptabler Kerl tief in die Augen schaut und feststellen kann, dass sie groß, braun und schön sind, hat er schon längst die Flucht ergriffen. Wozu sollte ich das auch noch mit hautengen Fummeln betonen?

»Du spinnst und das weißt du auch«, sagt Luisa. »Aber von mir aus lauf rum, wie du willst. Auf mich hörst du sowieso nicht. Sollen wir den Campingkocher mitnehmen oder dort Junkfood kaufen?«

»Mitnehmen, sonst sind wir schon am ersten Tag pleite. Bin zwar kein Fan von Päckchensuppen, aber das ist immer noch besser als dauernd Burger für fünf Euro. Außerdem können wir Mamas Vorräte plündern.«

»Bei euch zu Hause gibt's Fertigfutter?«, schaut mich Luisa groß an.

»Klar, unser Vorratsschrank ist voll mit solchem Kram, für den Notfall. Und dann kocht Mama doch wieder groß auf und das Zeug verstaubt bis zum Verfallsdatum.«

»Fein, fehlt jetzt nur noch ein bisschen Lektüre«, meint sie.

»Du willst ein Buch mitschleppen? Der ganze Krempel wiegt schon genug.«

»Ich dachte, für die Zugfahrt …«

»Genau, am besten 'ne Goethe-Gesamtausgabe oder Shakespeares Werke! Ein Mathebuch wäre auch nicht schlecht.«

»Hältst du mich für 'ne Oberstreberin? Dachte eher an das hier …«

Luisa zieht die neuste Ausgabe der *Pop oder Flop* unter einem Stapel Socken hervor.

»So dünn muss es für meinen Geschmack auch wieder nicht sein. Eine Hälfte Schminktipps, andere Hälfte Werbung.«

»So kann man sich täuschen, meine Liebe«, trumpft Luisa auf. »Ist ein ausführlicher Artikel über die *Helden* drin! Aber wenn du ihn nicht lesen willst …«

Damit ändert sich meine Meinung natürlich schlagartig und ich versuche Luisa das Heft zu stibitzen. Aber sie ist schneller und stopft es in ihre Tasche.

»Morgen erst!«

Auf den letzten Drücker laufe ich am Bahnhof ein und blicke mich hektisch um. Gleis wie viel? Elf oder zwölf?

»Der Zug steht schon seit sieben Minuten da!«, ruft Luisa mir entgegen.

»Jaaaa, ich weiß!«

Ich schnaufe am Gleis entlang zu meinem Wagen. Kaum habe ich mich und mein Gepäck in den Waggon geworfen, höre ich die blecherne Stimme über den Bahnhofslautsprecher die Abfahrt ankündigen. Die Tür fällt klappernd hinter mir zu.

»Das war knapp!«

Ich lasse mich in den Sitz plumpsen. Mir ist klar, dass Luisa gleich loslegen wird. Aber ich muss erst mal den Sprint verschnaufen und bin obendrein erleichtert, dass ich es gerade noch geschafft habe.

»Warum kannst du nicht ein Mal rechtzeitig kommen!«

»Tut mir echt leid. Aber mein Rucksack ging nicht zu. Und ...«

»Alles klar. Dein Goldhamster hatte Durchfall, Hollywood hat angerufen und die Stecknadel im Heuhaufen war auch nicht zu finden! Ich kenne deine Ausreden!«

Sie hat recht, muss ich im Stillen zugeben.

Ich denke zurück an die letzte Klassenfahrt vor zwei Jahren. Alle haben schon brav im Bus gesessen, als ich endlich angerückt kam. Keine Frage, wem die Schuld an dem Megastau, in dem wir dann gelandet sind, in die Schuhe geschoben wurde. Die ganze Woche hat Nick mir das unter die Nase gerieben. Dem alten Klassenclown war echt kein Gag zu blöd, um die Lacher auf seiner Seite zu haben. So einen übertrumpfe ich zwar mit links und die

Wortgefechte habe ich nach Punkten klar gewonnen, aber ganz unrecht hatten er und die anderen trotzdem nicht. Seitdem geb ich mir wirklich mehr Mühe in Sachen Pünktlichkeit. Aber es ist wie verhext. Schnürsenkel reißen grundsätzlich, wenn ich in Eile bin. Omi ruft genau dann an, wenn ich schon die Klinke in der Hand habe. Oder der verflixte Haustürschlüssel liegt wieder einmal nicht an dem Platz, an den ich ihn ganz sicher gelegt hatte.

Wenn ich wenigstens schlank und sportlich wäre, würde ich all die Busse noch durch Laufen erreichen, von denen ich nur die Rücklichter zu sehen kriege!

Schwein gehabt, dass Luisas Euphorie viel zu groß ist und sie nicht lange auf dem Thema rumreitet. Der Zug ist nicht voll. Gemütlich lümmle ich mich in meinen Sitz und lege die Beine hoch.

Die Abteiltür geht auf.

Ein älteres Ehepaar kommt herein. Schnell nehme ich die Füße vom Sitz. Aber zu spät. Ein missbilligender Blick streift mich.

Ach du Schande, gleich geht die übliche Leier los – »Die Jugend von heute ist so was von unerzogen. Keine Manieren. Überhaupt war früher alles besser.« Und so weiter, und so weiter, und so weiter. Selbst Omi kann sich solche Bemerkungen nicht verkneifen. Die eigene Enkelin meistens als schillerndes Gegenbeispiel ausgenommen. So viel Schonung ist heute nicht zu erwarten.

Manchmal ist es ganz lustig, auf solche Angriffe entsprechend patzig zu reagieren. Obwohl ich eigentlich nichts gegen die alten Leutchen habe, solange sie mich nicht automatisch für aussätzig halten, weil ich ein paar Jahre jünger bin. Für zwei, drei Stationen in der U-Bahn kann man schon mal den Klischee-Teenie mimen. Aber auf fast zwei Stunden Zugfahrt hat dieser Spaß seine Grenzen.

Ich ziehe den Kopf ein und schaue verzweifelt zu Luisa hinüber. Wider Erwarten geht der Kelch an uns vorüber. Die alte Dame schüttelt den Kopf und stößt ihren Mann an.

»Siehste, Karli, jetzt weißte, dass du alt wirst. Wenn zwei junge Frolleins vor dir erschrecken, bloß weil du reinkommst.«

»Wer is' hier alt, Else?«

Verschmitzt grinsend lässt Karli sich auf einem Sitz nieder und hievt seine Füße auf den Platz gegenüber. »Wohin die Reise, meine Damen?«

Ich muss mich erst von der Überraschung erholen, bevor ich antworten kann.

»Zu *Rock im Park* in Nürnberg«, erklärt Luisa.

Else bekommt einen ganz verträumten Blick.

»Oh ja, auf Rock-and-Roll-Konzerten waren wir in unserer Jugend auch. Was hatte der Elvis Presley für eine gute Stimme und tanzen konnte der!«

»Da haben wir beide eine flotte Sohle aufs Parkett gelegt, was Else!«, bestätigt Karli. »Bei einer Peter-Kraus-

Darbietung habe ich dieses schöne Mädchen kennengelernt und wusste sofort, dass ich sie nicht mehr aus den Augen lassen werd.«

Ich muss in mich hineingrinsen. Die »Helden« der beiden sind zwar nicht mehr ganz taufrisch, aber Karli und Else haben es damals ordentlich krachen lassen. Und das Beste ist: Sie erinnern sich gern daran und tun nicht so, als ob sie schon alt auf die Welt gekommen wären.

Als Else dann noch ihre liebevoll geschmierten Stullen auspackt, steht fest: Besser hätten wir es nicht treffen können. Das wären Großeltern zum Adoptieren. Im Moment würde ich nicht einmal die Gesellschaft meines Traummanns gegen die beiden eintauschen. Obwohl – langsam könnte der sich schon mal blicken lassen! Ich starre auf die vorbeifliegende Landschaft, während ich an meinem Brot kaue. Keine Ahnung, wie er aussieht. Aber erkennen würde ich ihn sofort. Garantiert!

Karli scheint Gedanken lesen zu können ... »Und zwei so hübsche Dinger haben gar keine Begleiter?«

»So einen Brummer wie mich will doch keiner!«, rutscht es mir heraus.

»Da müssen die jungen Männer von heute blind sein!« Else schüttelt ungläubig den Kopf.

»Das sag ich ihr auch immer, aber auf mich hört sie nicht!«, tönt Luisa.

»Lass dich bloß nicht von dem Schlankheitsgedöns von dene Models im Fernsehn anstecken. Glaub 'nem alten

Hasen wie mir – bei einer schönen Frau muss an den richtigen Stellen was dran sein.«

Ich ärgere mich tierisch, dass ich nicht den Mund gehalten habe. Trotzdem tut die Bemerkung von Karli gut. Immerhin ist er ein Mann, wenn auch etwas angegraut. Und zu seiner Zeit war er ein echter »Feger«, sagt jedenfalls seine Frau Else. Und wenn so ein ehemaliger Don Juan nichts gegen ein paar Pfündchen zu viel hat, dann muss sich so was doch auch in ca. fünfzig Jahre jünger finden lassen. Vielleicht gibt es ihn doch – den Typen, dem meine Speckröllchen schnuppe sind, mit dem man über alles quatschen kann, der sich nicht verpisst, sobald eine 90-60-90-Figur am Horizont auftaucht. Der mich einfach mag, so wie ich bin. Der Richtige für eine tolle, lange Beziehung. Am besten für immer und ewig. Mit allem Drum und Dran – Kribbeln im Bauch, weichen Knien und ultraviel Vertrauen.

Nicht so wie mit Konstantin – meinem Ex.

Konstantin habe ich schon seit dem Kindergarten gekannt. Er hat nur zwei Straßen weiter gewohnt und ist so was wie mein bester Freund gewesen. Als Kinder haben wir zusammen Fußball und Puppen gespielt, je nachdem, wer sich gerade durchgesetzt hat. In der Grundschule haben wir selbstverständlich nebeneinandergehockt und bis zur achten Klasse ist mir kaum bewusst gewesen, dass Konstantin ein Junge war. Er war eben Konstantin. Aber irgendwann hat es außer Kissenschlachten auch noch Küsse gegeben. Plötzlich hat sich mein Herz mit leichtem

Klopfen gemeldet, wenn er mir sanft in den Nacken gepustet hat. Früher hätte ich ihn dafür mit einer Ladung Wasser bedacht oder seine Sandburg zerstört, doch ab da wurde gekichert und geknutscht. So eine Mischung aus komplett neu und doch vertraut. Verwirrend und trotzdem nicht nur Neuland. Ich habe ungefähr gewusst, wie Konstantin tickt, und vor ihm ist mir (fast) nichts peinlich gewesen, denn dafür haben wir uns zu gut gekannt. Er wird bestimmt der Einzige bleiben, bei dem ich keine Angst hatte, meinen dicken Hintern zu zeigen. Weil ich mir sicher war, dass er nicht von ihm abgeschreckt sein würde. Er hat ihn ja gekannt – lange vorher schon. Ein Fehler, wie sich gezeigt hat.

Ein Jahr haben uns alle für *das* Traumpaar gehalten. Und es ist auch irgendwie schön gewesen. Ich habe mich geborgen gefühlt. Aber das ganz große Gefühl hat einfach gefehlt. Und dann ist Caro aufgetaucht. Blond, schlank, sportlich. Aus und vorbei! Ich bin gar nicht so arg sauer auf Konstantin gewesen. Eher ein bisschen neidisch, weil es ihn so schwer erwischt hat. In mich wird sich bestimmt keiner jemals so verlieben. Schon gar nicht auf den ersten Blick. Trotzdem möchte ich auf die Erfahrung mit Konstantin auf keinen Fall verzichten. Gerade beim berüchtigten ersten Mal ist es superschön, wenn man nicht nur verliebt ist, sondern auch einen richtig guten Freund an der Seite hat. Das macht vieles einfacher und man ist nicht ganz so nervös. Finde ich jedenfalls. Also, von der Vertrauensseite her ist die Beziehung mit Konstantin unbedingt mein Maßstab. Schmetterlinge könnten es noch ein paar mehr sein und auf eine Caro nach einem Jahr könnte ich spielend verzichten! Nur, bis jetzt interessieren meine Wünsche die Jungs da draußen herzlich wenig und ich wäre schon froh, wenn ich mal wieder zumindest *ein* weiches Knie hätte, von zweien gar nicht zu träumen.

»Sollen wir euch nicht noch zu eurem Zeltplatz fahren?«, bietet Else an, als wir am Nürnberger Hauptbahnhof ankommen.

»Wir können die Öffentlichen nehmen«, wendet Luisa ein.

Aber Karli lässt keinen Widerspruch zu. Mit seinem alten Ford kommen wir schließlich auf dem Festivalgelände an.

»Des is' schon ein bissle was andres als zu unserer Zeit«, sagt Else.

Ich staune ebenfalls nicht schlecht. So riesig habe ich es mir gar nicht vorgestellt. Alle Achtung, das wird ein Abenteuer.

Zum Abschied flüstert mir Karli noch etwas ins Ohr: »Du findest ihn bestimmt bald, den Passenden. Des hab ich im Gespür. Musst bloß die Äugle aufsperre!« Er macht fast den Eindruck, als ob er mich bei der Suche gerne unterstützen würde. Nicht ohne eigenen Nutzen, denn man merkt ihm an, dass ihn das Festivalgelände reizen würde. Nur ein paar Jahre jünger und er hätte wahrscheinlich sofort Tickets für sich und seine Else gekauft, um sich ins Vergnügen zu stürzen. Aber jetzt wollen die alten Knochen nicht mehr, wie auch Else bedauernd zugibt. Sie hinterlassen uns ihre Telefonnummer, für den Notfall, falls etwas schiefgeht. Ein nettes Angebot, ein Gästezimmer mitten im Herzen Nürnbergs. Trotzdem verspricht die Zeltstadt mehr Fun – und mehr Gewusel.

Am Kassenhäuschen wartet schon die erste Schlange.

»Geht gut los!«, meint Luisa.

Erst nach einer halben Stunde weist uns ein Ordnungsfuzzi unseren Zeltplatz zu und kann es nicht lassen, die wichtigsten Regeln herunterzuleiern. Typisch – keine Veranstaltung ohne Gesetze:

Mülltrennung – kein Platz für die Müllsau!
Keine Haustiere – Läuse und Flöhe eingeschlossen!?
Keine Waffen – gutes Verbot!
Keine Glasflaschen – sonst Scherbenhaufen!
Maximal ein Liter Tetrapack pro Person in den Eventbereichen – so sichert man den Getränkeverkauf!
Grillen nur an ausgewiesenen Stellen – Brandschutz akzeptiert!

»Hast du schon mal ein Zelt aufgebaut?«, frage ich mit Blick auf das Gewirr von Stangen und Planen, das vor mir im Gras liegt.

»Nö, ich dachte du!?«

»Vielleicht hätten wir daheim ein paar Trockenübungen machen sollen, bevor wir einen ganzen Campingplatz als Zuschauer einladen!«

»War da nicht irgendwo eine Anleitung?«

Luisa fängt hektisch an, die Bauteile zu durchgrasen. Triumphierend schwenkt sie kurz darauf einen zerknautschten Zettel.

»Na bitte!«

Ich streiche skeptisch das Papier glatt. Eine Aufbauanweisung müsste eigentlich größer sein und aus mehreren Seiten bestehen.

Und was ich schon befürchtet habe ... es ist der Kassenzettel! Wenigstens können wir das Ding umtauschen, wenn es nicht dicht ist. Schwacher Trost!

»Spitze, jetzt wissen wir, was das Zelt gekostet hat! Aber lass stecken, meistens bringt selbst ein chinesisches Telefonbuch mehr als die Bauanleitung.«

Hallo, Zeltnachbarn ...

»Hallo, Mädels, ich bin Sven, braucht ihr Hilfe?«

Hinter dem Nachbarzelt taucht ein weißblonder Zopf auf und ein braun gebranntes Gesicht feixt herüber. Markante Züge, herb männliche Ausstrahlung und ein Zahnpastalächeln, das beinah jedes Frauenherz höher schlagen lässt. Normalerweise!

Im Augenblick ist mir das aber völlig würstchen. Selbst Gwyneth Paltrow könnte ihren Einsatz nicht schlechter wählen. Hochroter Kopf, keinen Plan – schlechtes Timing für charmanten Plauderton. Das muss doch auch der Zahnpastamann einsehen!

»Wir schaffen das schon allein!«

»Sieht man deutlich.«

»Wieso meint ihr Männer eigentlich immer, dass wir ohne euch völlig aufgeschmissen wären?«

»Meinen wir gar nicht – ist einfach so«, grinst er.

»Dann lass mal sehen!«, mischt sich Luisa ein.

»Spinnst du?«, raune ich ihr zu. »Wir brauchen doch keine Idiotenunterstützung für das läppische Zelt!«

»Brauchen wir doch«, flüstert Luisa zurück. »Ich habe

keine Lust, das erste Konzert zu verpassen, nur um die Emanzenfahne hochzuhalten!«

»Hey Jungs, Nahrungseinfuhr ist verschoben, hier wird Fachpersonal gebraucht!«, ruft der Zahnpastamann zwei Gestalten herbei, die gerade aus dem Nachbarzelt kommen. Der Große, Schlaksige ist mir auf Anhieb sympathisch. Mit einem Riesenschritt ist der hellbraune Igelkopf bei uns und streckt uns die Hand entgegen. Sein gutmütiges Lächeln lässt die Sommersprossen auf seiner Nase tanzen. Er wirkt wie einer, der nicht lange dumm fragt, sondern gleich erkennt, wo man anpacken muss. Typ Fels in der Brandung.

»Kai Reikamp – wo brennt's?«

»Puh, Zeltaufbau ist überhaupt nicht meine Stärke«, gibt der Dritte im Bunde zu.

»Du kannst uns stattdessen ja ein Gedicht vortragen, Faustus«, sagt Sven.

Faust – Dr. Faustus – hat der nicht was mit Goethe zu tun? Ich krame in meinem Hirn, weil ich mich nicht mit einer dummen Bemerkung outen will. Wie die tragische Figur des großen Dichterfürsten sieht er gar nicht aus, finde ich. Seine grünen Augen blitzen Sven zwar für diese Bemerkung ärgerlich an, aber die Wangengrübchen verraten, dass er normalerweise viel lacht, und mit dem dunklen Wuschelkopf und der gerade geschnittenen Nase würde er glatt als Italiener durchgehen. Er ist einen halben Kopf kleiner als der ellenlange Kai und einen Tick weniger durchtrainiert als Sven. Aber alles in allem sind die drei Jungs optisch auf der Überholspur. Kein schlechter Start ins Wochenende!

»Du heißt wirklich Faustus?«, fragt Luisa.

»Nein, eigentlich Fabian, Sven nennt mich nur immer so.«

»Weil er eine alte Leseratte ist und nicht mal vor Goethe haltmacht. Ihr solltet mal den Bücherstapel sehen, den er dabeihat. – *Sein oder nicht sein*, sag ich da bloß.«

»Das ist von Shakespeare, du Gehirnakrobat! Wenigstens beziehe ich meine Bildung nicht nur aus billigen Comic-Heften.«

Ich muss innerlich grinsen, als ich an die Einpackdiskussion mit Luisa zurückdenke. Ob dieser Faustus wirklich Lesefutter mitgeschleppt hat? Na ja, wahrscheinlich will ihn sein Freund nur aufziehen und hat sich damit gerade ein Eigentor in Richtung »Un-Bildung« geschossen. Geschieht ihm recht. Aber irgendwie ist er auch ganz süß mit seinem Grinsen und seinen Frotzeleien.

»Gelabert wird später – Aufbau jetzt!«

Kai krempelt die Ärmel hoch und bringt damit die Kampfhähne auf Spur.

Das Zelt steht in Windeseile, weil Sven wirklich weiß, wo er hinlangen muss.

»Danke, das kannst du wirklich besser«, räume ich großzügig ein.

»Jahrelange Übung!«

»Zurück zum Futtertrog, wollt ihr mitessen?«, fragt Kai.

»Gerne, wir steuern auch was bei«, meint Luisa, »aber erst muss ich aufs Klo.«

»Viel Vergnügen!« Sven hält sich demonstrativ die Nase zu.

»So schlimm?«

»Wenn du auf englische Warteschlangen und den Geruch von Eau de Chemie stehst, nicht«, erklärt Faustus.

»Komm, ich zeig's dir!« Kai schnappt sich ein Stück Salami für den Weg.

»Deine Freundin scheint ihm zu gefallen, wenn der sich freiwillig in Bewegung setzt«, grinst Sven.

Das war ja klar. Luisa muss bloß irgendwo auftauchen und schon hat sie an jedem Finger einen Verehrer. Turbo-ungerecht!

Dabei ist sie gar nicht auf der Suche nach einer festen Beziehung. In einem Jahr, nach dem Abi, will sie erst mal ins Ausland. Große Liebe kann warten, tönt sie immer rum. Und nebenbei bricht sie Herzen am laufenden Band. Wenn sich nur halb so viele Jungs für mich interessieren würden, wäre ich schon happy. Obwohl – eigentlich genügt einer. Der Richtige muss es halt sein.

»Wie heißt du eigentlich?«, höre ich Faustus fragen und tauche schnell auf aus meiner Gedankenwelt.

»Vanessa Möller, Möller wie mollig – leicht zu merken!«

»Hey, cool, wie Ralf Möller! Kennst du den noch?«, will Sven wissen.

»Nie gehört.«

»So 'ne Art Schwarzenegger. Seine angesagteste Zeit ist schon eine Weile her, aber ich hab 'ne Schwäche für diese Filme à la Gladiator. Du weißt schon, ein bisschen Schauspielerei, Action und jede Menge Muskeln.«

Sven fängt an zu posen wie ein Bodybuilder. Er wuchtet die restliche Salami als Gewicht, zieht angestrengte Grimassen und boxt tänzelnd mit seinem Schatten. Zum Schluss schmeißt er mir sein T-Shirt zu, reißt die Arme hoch und brüllt: »I'm the greatest!«

Ich kann überhaupt nicht mehr aufhören zu lachen. Was für ein Komiker. Komiker mit Waschbrettbauch.

»Jetzt weiß ich genau, wer mein Namensvetter ist, danke.«

»Prima, und den Rest schauen wir uns bei Gelegenheit auf DVD an.«

»Wenn wir nicht vorher eines qualvollen Hungertods gestorben sind.«

Faustus' Gesicht verrät, dass er von Svens Show deutlich weniger beeindruckt ist.

Schnell plündere ich auch unsere Vorräte. Die Jungs bauen auf einem der vorgesehenen Plätze den Grill auf.

»Habt ihr ein paar extra Sklaven zum Tragen abkommandiert?«

»Wie kommst du darauf?«, fragt Sven.

»Na ja, wir haben schon überlegt, den kleinen Campingkocher daheimzulassen, und ihr habt eine Ausrüstung, bei der jede Nordpolexpedition blass werden würde.«

»Du hast vergessen, dass wir Herkules dabeihaben!«, grinst Faustus in Svens Richtung.

»Das auch. Aber vor allem sind wir mit dem VW-Bus von Kais Bruder da. Praktische Sache, so 'n fahrbarer Untersatz. Und vom Parkplatz hierher ist das Zeug schnell transportiert.«

Im Stillen gratuliere ich uns erneut zu diesen Zeltnachbarn. Das hätten Luisa und ich schlechter treffen können. Zelt-Aufbauer vom Feinsten und jetzt auch noch diese Gourmetausstattung. Mamas Päckchensuppen werden noch eine Weile weiterverrotten. Würstchen, Steaks, Kartoffeln, Maiskolben – die haben an alles gedacht.

»Faustus' Job«, erklärt Sven. »Er kann nicht nur lesen, sondern ist auch unser Küchenchef. Solltest du jemals seine Lasagne probieren, heiratest du ihn vom Fleck weg!«

Faustus wird tatsächlich ein bisschen rot.

Endlich noch jemand, dem das passiert. Ich habe auch oft eine rote Birne. Besonders wenn ich gelobt werde. Das geht gar nicht. Komisch, dass es fast leichter ist, mit Stänkereien fertig zu werden. Darauf fällt mir immer was ein. Aber was soll man auf ein Kompliment schon sagen? Luisa ist da besser. Die wackelt mit dem Po, setzt ihr strahlendes »Mir-gehört-die-Welt-Lächeln« auf und wirft ihrem Fan eine Kusshand zu. Keine schlechte Reaktion, aber nur für niedliche Girlies wie Luisa. Küsschen von mir, dem Puddingdampfer, will echt keiner. Erst recht nicht mit kreisendem Hinterteil! Und Faustus müsste sich auch was anderes einfallen lassen, denn Jungs können auf diese Methode ebenfalls schlecht zurückgreifen. Mitfühlend lächle ich zu ihm hinüber. Aber für heute ist er von der Sorge befreit, denn Luisa und Kai kommen fröhlich albernd und mit Hungergebrüll zurück.

»Das kannst du dir nicht vorstellen, was da für eine Massenansammlung vor den Klos ist!«

»Wart's mal ab, wenn wir zur Centerstage wollen. Erst dann weißt du, was Anstellen wirklich heißt!«, sagt Sven.

»Ihr wart schon mal da?«, frage ich.

»Hat mein Bruder erzählt«, brummt Kai.

»Deshalb – Kräfte sammeln und reinhauen!« Sven deutet zum Grill.

Er hat nicht übertrieben. Es wird ein Festgelage. Ich versuche mich etwas zurückzuhalten. Die Waage wird sonst am Montag wieder gnadenlos sein.

Faustus beugt sich zu mir rüber und klingt ehrlich besorgt: »Schmeckt's dir nicht?«

»Doch, superlecker! Wieso?«

»Weil du schon seit einer Viertelstunde an demselben Stück Fleisch nagst. Gleich haben die beiden Raubtiere da drüben dir alles weggegessen.«

»Es kann sich eben nicht jeder erlauben, reinzuhauen wie ein Scheunendrescher!«

Was guckt Faustus denn wie ein Autobus? Hat er noch nie eine Frau mit Figurproblemen erlebt, die sich nicht auf jede Kalorienbombe stürzt, als hätte sie drei Tage nichts gegessen? Vermutlich nicht. Wahrscheinlich umgeben sich die drei Jungs normal nur mit Püppies ohne Diätplan. Leisten könnten sie es sich. Sven jedenfalls. Was für ein Body! Kein Wunder bei dem, was er alles macht: snowboarden, mountainbiken, squashen – und gerade bringt er Luisa mit ein paar Kletteranekdoten zum Lachen.

Ich versuche mir mich selbst in einer Kletterwand vorzustellen. Wie ein nasser Sack hänge ich da. Unten steht Sven und sichert mich mit einem Seil. Sein Gesicht verzerrt vor Anstrengung. Er schwitzt. Ich auch. Meine Finger rutschen von den Griffen. Ich falle und falle. Gleich pralle ich Sven auf den Schädel. Da hilft alles Salami-Training nichts. Wumms, da ist es passiert. Platt gedrückt liegt er da und muss sich erst wieder aufrappeln und die Einzelteile an die richtige Stelle rücken wie eine Zeichentrickfigur.

Mit Schwung schiebe ich den Teller zur Seite. Der Appetit ist mir endgültig vergangen.

»Was guckst du denn so miesepetrig?« Luisa ist glänzendster Laune. Versprüht ihren Charme in alle Richtungen. »Wir wollen rüber zum Talent-Forum. Zum Warm-up. Kommst du mit?«

Wir laufen bei der kleinsten Bühne des Festivals ein. Es ist gut was los, aber nicht so überfüllt wie befürchtet. Die Bands sind auch noch nicht so der Bringer. Kaum ein bekannter Name, keine Songs zum Mitgrölen. Stattdessen Chillen in der Hitze. Musikberieselung inbegriffen. Die Sonne brennt angenehm auf der Haut. Ich blinzele träge und krame nach meiner Sonnenbrille. Sonnenmilch wäre auch nicht blöd, sonst gehe ich bald als Schälobst. Ich stelle die Frage in die Runde. Sven winkt natürlich ab, so was hat er nicht nötig. Aber Luisa ist bestens ausgestattet. Sie hält Sven einen kleinen Vortrag über Hautalterung durch übermäßigen Sonnengenuss. Ist ihm allerdings immer noch völlig egal. Aber bei Kai und Faustus wirkt die Belehrung. Sie fangen an, sich gegenseitig Punkte ins Gesicht zu schmieren.

»Achte auf deine zarte Haut!«, tönt Kai mit verstellter Stimme.

»Ja, ja – und Menschen mit Sommersprossen brauchen ebenfalls extra Pflege!«

»Hey, lasst mir auch noch was übrig!«, sage ich, obwohl ich mich über die Aufführung der beiden wegschmeißen könnte.

Diese Art von Bodypainting findet Sven dann doch cool genug. Heldenhaft erobert er die Flasche und bemalt mein Gesicht mit einer Sonne. Trotz der Wärme sind seine Finger angenehm kühl und es kitzelt leicht auf meiner Wange. Faustus und Kai nutzen die Chance. Sie schleichen sich von hinten an Sven heran, Kai hält ihn fest und Faustus verpasst ihm eine Cremepackung – Gelfrisur inbegriffen.

»Na wartet, ihr Schweine!«

Sven verfolgt seine Freunde über den ganzen Platz. Die werfen sich gegenseitig die Sonnenmilch zu wie einen Football.

»Typisch Jungs, aus allem einen sportlichen Wettkampf machen. Aber sonst sind sie ganz süß, findest du nicht?«

»Geht so! Einen hast du auf jeden Fall schon fest im Griff!«

»Du meinst Kai – mal sehen. Bleiben aber immer noch zwei für dich!«

»So wird's sein! Jungs liefern sich ja regelmäßig wahre Duelle meinetwegen.«

»Och, Vanessa, fang doch nicht wieder so an!«

Ich schlucke eine weitere Bemerkung runter. Im Moment habe ich viel zu viel Spaß für trübe Gedanken. Und ein paar gute Kumpels mehr schaden schließlich auch nie, falls es für mehr nicht reicht …

Neben mir lassen sich die drei geplättet auf den Boden fallen.

»Sieg!«, ruft Sven und überreicht Luisa die fast leere Sonnenmilchflasche.

»Zeit für einen Ortswechsel«, sagt Faustus. »Zu *Wir sind Helden* wollt ihr doch sicher auch, oder?«

»Unbedingt!«

Da hat er den Nagel so was von auf den Kopf getroffen. Ich bin richtig erleichtert, dass die Jungs ebenfalls *Helden*-Fans sind. Wäre schade gewesen, da allein hinzutraben. Allerdings hätte ich mir das Konzert um nichts in der Welt entgehen lassen. Männerbegleitung hin oder her. Nur deshalb bin ich hier. Aber jetzt schon aufbrechen!?

»Die spielen doch erst um zwölf.«

»Das schon, aber wenn wir uns nicht rechtzeitig einen

guten Platz sichern, kannst du aus der letzten Reihe mit einem Fernglas zusehen«, grinst Faustus.

Wie wahr! Vor der Centerstage geht es zu wie im Bienenstock. Kais Bruder hat eher noch untertrieben mit seinen Warnungen.

»Besteht hier eigentlich alles aus Warteschlangen?«, mault Luisa.

Es dauert geschlagene zwei Stunden, bis wir uns überhaupt in die Nähe des Eingangs vorgearbeitet haben. Rein wollen scheinbar alle. Und wer einmal drin ist, geht nicht mehr raus. Ich wollte eigentlich um kurz nach acht noch *Silbermond* auf der Alternastage mitnehmen, aber das begrabe ich ganz schnell.

So gemütlich es vorhin war, in der Sonne zu braten, so heftig ist es jetzt. Um mich herum wird gedrückt und geschoben und die Hitze wird zur Zusatzqual. Backofensauna mit Sonnenstich gratis.

Männlicher Geleitschutz hat echte Vorteile, denn sie nehmen Luisa und mich in die Mitte und schirmen die übelsten Drängler ab. Ob meine Musik-*Helden* zu schätzen wissen, welche Opfer ich hier bringe? Die sitzen bestimmt im klimatisierten VIP-Bereich, genießen ein kühles Bierchen und werden mit Häppchen versorgt. Überhaupt: Häppchen! Ein grässliches Stichwort. Mein Magen knurrt. Verdammt, ich hätte doch mehr essen sollen! Bis nachts halte ich das niemals durch.

Plötzlich baumelt wie von Zauberhand ein köstliches

Schinkenbaguette vor meiner Nase. Faustus zwinkert mir zu.

»Hab mir gedacht, du kriegst bestimmt noch Kohldampf, so wenig, wie du gegessen hast!«

Ich überlege kurz, ob ich ihm eine patzige Antwort geben soll. Aber das Baguette duftet zu verführerisch und das Loch in meinem Bauch kennt keine Gnade.

»Super, danke! War mein Magenbrummen so laut?«

»Laut genug.«

»Sensationell – Faustus hat Pausenbrote dabei!«

Sven entdeckt das Baguette und greift danach.

»Nur eins und nicht für dich.«

»Sonderbehandlung für Ladys? Und was ist mit alten Freunden?«

»Willst du die Hälfte?«, schlage ich vor.

»Besser als nix.«

»Der hatte vorhin schon genug!«, findet Faustus.

Großzügig teile ich mit Sven. Ich fühle mich sowieso wohler, wenn ich nicht als Einzige mampfend dastehe. Faustus knurrt Sven böse an, aber der streckt ihm nur die Zunge raus und beißt herzhaft zu. »Lecker – mit Tomate und Gurke. So viel Mühe machst du dir für uns nie!«

»Gar nicht wahr!«

Ich genieße es einfach, verwöhnt zu werden, und schmunzle Faustus dankbar an.

Gestärkt überstehe ich die letzten Meter. Einen Platz direkt vor der Bühne kann ich mir abschminken. Aber die Stimmung ist gigantisch. Alles tanzt und singt. Die Leute sind echt gut drauf und ich habe das Gefühl, schwebender Teil einer immerwährenden Party zu sein.

»Wow, supi!«, brüllt Luisa und hält sich an meinem Arm fest. Wir lassen uns von dem Pulk mitziehen.

Gänsehautfeeling – *Wir sind Helden* betreten die Bühne. Schon bei den ersten Klängen könnte ich heulen vor Freude. Mache ich natürlich nicht, bin ja keine zwölf mehr. Aber ich singe volle Röhre mit und wünsche mir, dass das Konzert ewig dauert und nie, nie mehr aufhört.

Jawohl! Morgen bin ich heiser – egal!

Wie auf Kommando tauchen hinter uns Kai und Sven auf.

»Zwei Träger für euch!«, grinst Sven.

Sie gehen in die Hocke. Sofort sitzt Luisa auf Kais Schultern. Ich zögere. Klar würde ich die Band gerne ohne tausend Hinterköpfe dazwischen sehen und mit Luisa über der Masse thronen. Aber weiß Sven auch, welche Last er sich da aufhalst? Andererseits: Das ist meine Chance!

»Komm!«, brüllt Luisa von oben.

Sie funkelt mich an. Natürlich durchschaut sie sofort meine Bedenken.

»Lass mich sofort runter, wenn ich dir zu schwer werde!«, nehme ich Sven das Versprechen ab.

»Für ein Lächeln trage ich Euch auch ans Ende der Welt, Gnädigste!«, winkt er ab und tut absichtlich so, als könne er mich auch mit dem kleinen Finger hochheben.

Über allen Köpfen. Hand in Hand mit Luisa. Die *Helden* live und in voller Größe.

»Ich werde gleich ohnmächtig!«

Es ist nicht Sven, der als Erstes schwächelt, sondern Kai. Wahrscheinlich will er Luisa bei dem langsamen Song lieber in die Augen schauen. Er legt den Arm um sie und sie lässt es zu. Sven hat mich inzwischen auch wieder heruntergelassen und teilt mit mir sein Feuerzeug. Gemeinsam schwenken wir die Flamme in den Himmel, bis wir uns die Finger verbrennen.

»Kai, Frühstück!«, lockt Faustus. Aus dem Zelt nebenan ist nur ein ungnädiges Grunzen zu hören. Auch Luisa ist nicht zum Aufstehen zu bewegen. Da kann ich noch so heftig an ihrem Arm rütteln.

Ich strecke testweise den Kopf ins Freie.

»Guten Morgen. Bei dir auch Morgenmuffel-Alarm?«

»Und wie! Luisa kriegst du vor elf nicht aus dem Schlafsack.«

»Bei Kai hilft nicht mal die Androhung der Todesstrafe.« Faustus hält mir eine Tasse Kaffee hin. »Ich hoffe, ich muss trotzdem nicht allein frühstücken.«

»Wieso, wo ist denn Sven?«

»Trainingseinheit mit anschließender Runderneuerung.«

»Hä?«

»Er ist im Freibad.«

»Gibt es hier keine Duschen?«, frage ich verschmitzt.

»Doch, nur kann man da vorher keine achtzig Bahnen absolvieren.«

»Sehr fleißig!«

»Manche würden auch ›zwanghaft‹ dazu sagen.«

»Treibst du keinen Sport?«

»Na ja, Radeln, ein bisschen Skifahren – das Übliche. Aber bei einem Open Air kann ich mir das locker sparen.«

»Auch wieder wahr, was steht denn heute auf dem Programm?«

»Weiß nicht, vielleicht können wir vor den ersten Konzerten nach Nürnberg reinfahren und uns die Burg anschauen, hast du Lust?«

»Einen auf Kultur? Oma-Kram! Ich will Paaaaaarty!«

Überraschend robbt Kai aus dem Zelt. Er sieht komplett zerknautscht aus. Sein Gesicht hat tiefe Furchen vom Schlafsack, winzig kleine Augen blinzeln ins Helle und seine Stimme erinnert eher an das Krähen eines Hahns. Faustus und ich müssen lachen. Damit ist der Trip nach Nürnberg gestorben, obwohl ich die Idee gar nicht so übel fand. Aber bis auch Luisa bereit ist, einen Fuß vors Zelt zu setzen, alle geduscht sind und Sven wieder auftaucht, ist es ohnehin Mittag und die ersten Musikacts warten. Die Jungs streiken bei einem Weichspülschnulzer, den Luisa unbedingt sehen will. Weil ich auf diese Fahrstuhlmucke schon von Anfang an wenig Lust hatte, überlasse ich es ihr, dafür zu kämpfen. Sie geht mit Pauken und Trompeten unter. Da nutzen ihr ausnahmsweise weder Augenaufschlag noch Hüftschwung. Bei Kai hätte sie vielleicht noch eine Chance gehabt, denn es wird immer klarer, dass er eine Schwäche für sie hat. Aber Sven ist stur wie ein Esel, da kriegt sie kein Bein auf den Boden. Faustus hält sich genauso raus wie ich. Wir einigen uns stillschweigend darauf, die Szene mit Handzeichen zu kommentieren. Daumen hoch – heißt Punkt für eine Partei. Daumen runter – Niederlage. Und dann gibt es noch den Doppeldaumen nach oben und nach unten. Wir haben den größten Spaß.

Irgendwann fragt Faustus mich: »Was willst *du* eigentlich sehen?«

Ich zucke mit den Schultern: »Mir egal. Hauptsache, es macht Laune und ich kann dazu tanzen bis zum Umfallen.«

Er nickt zustimmend. »So geht's mir auch, dann können wir die Entscheidung ja getrost den Kampfhähnen überlassen.«

Dort ist gerade die Entscheidung für Partyrock gefallen. Luisa schmollt ein bisschen, hat aber auch keinen Bock, allein zu feiern.

Wir einigen uns also darauf, heute den Newcomern – sofern man Bands, die es immerhin zu *Rock im Park* geschafft haben, noch so nennen kann – eine Chance zu geben. Den Anstellmarathon zur Centerstage wollen wir uns morgen wieder geben und dafür gleich in der Früh. Denn da gibt es noch ein paar richtige Highlights aus der rockigen Ecke, die wir unbedingt alle sehen wollen.

Natürlich kann keine Band den wahren *Helden* das

Wasser reichen, aber es ist trotzdem der Wahnsinn. Der absolute Überhammer. Ich kreische mit Luisa um die Wette, wir tanzen mit den Jungs, bis uns die Luft ausgeht und die Füße platt wie Flundern sind. Aber ich spüre es gar nicht richtig. Manchmal klatsche ich mit Sven um die Wette oder proste Faustus zu, weil die Stimmung gerade danach ist. Tausende sind auf den Beinen, aber das macht nichts, denn sie sind alle friedlich und wollen gemeinsam feiern, mit der Musik, mit den anderen Menschen und mit mir. Zwischendrin lassen wir uns erschöpft auf unsere Isomatten fallen, um ein bisschen abzuhängen. Oder wir balgen uns um die Wasserflaschen, die bei dreißig Grad im Schatten Hochkonjunktur haben.

Wir sind keine schlechte Truppe. Ob sich das zu Hause fortsetzen lässt? Ich könnte Kai oder Faustus doch mal ganz lässig und nebenbei nach ihrer Handynummer fragen. Sven lieber nicht, weil … der ist einfach so … so – cooler als die anderen beiden. Ach, egal. Jedenfalls kann Frau von heute doch auch die Initiative ergreifen. Geht ja nicht um einen Heiratsantrag, sondern nur um ganz gewöhnliche Freundschaft. Genau, Freundschaft! 'ne ganz normale Sache. Das Normalste überhaupt. Man trifft sich, versteht sich gut und will auch weiter miteinander rumhängen. Nix dabei! Nur rot werden sollte ich besser nicht. Vielleicht bitte ich vorher doch lieber Luisa. Die ist besser in Übung und Tomatenalarm ist ihr fremd.

»Kai hat meine Nummer schon. Stell dir vor, die wohnen in München wie wir. Ist das nicht ein perfekter Zufall?«

Typisch, ich zerbreche mir den Kopf und Luisa hat das Problem ganz nebenbei gelöst! Und meine Nummer will wieder keiner!

Stimmt nicht ganz. Als wir nach dem letzten Konzert und dem Zeltabbau im VW-Bus zum Bahnhof kutschiert werden, schmeißt Sven Zettel und Stift nach hinten.

»Telefonnummern bitte, die Damen, der Sommer ist noch jung!«

So macht man das also. Und rot wird er auch nicht.

Klingel, du Mistding!

Ich liege auf meinem Bett und starre an die Decke.

Merkwürdiges Gefühl, wenn man tagelang von vielen Leuten umgeben war und plötzlich wieder ganz allein ist. So, als ob jemand mit einer Schere einfach die Tonspur durchgeschnitten hätte. Trotzdem habe ich keine Lust, die Stereoanlage anzumachen. Das ist nicht dasselbe. Lieber fliege ich in Gedanken zurück. Fühle die Sonne auf meiner Haut, höre das Stimmengewirr und halte ein Feuerzeug hoch. Höher! Und diesmal wird es gar nicht zu heiß! Meine Hand in Svens für ewig. Seufz!

Ganz schön süßer Typ, dieser Sven. Und er hat mich getragen. Auf Händen sozusagen. Freiwillig – ohne Zusammenbruch. Beeindruckend. Ob das für ihn genauso was Besonderes war wie für mich? Keine Ahnung, vielleicht war es auch nur einfach nett gemeint. Dann hat meine Gewichtsklasse ihn immerhin nicht gleich abgeschreckt. Und nach meiner Telefonnummer hat er ebenfalls gefragt. Zugegeben, nicht nur nach meiner, sondern auch nach Luisas. Hätte ich allerdings genauso angestellt. Wegen der Tarnung. Hoffentlich ruft er an!

Ich erinnere mich an seine Bodybuilder-Einlage und daran, wie er die Sonnencreme für mich erobert hat … Wenn ich ehrlich zu mir wäre, würde ich zugeben, dass mein Herz ein paar kleine Sprünge macht, wenn ich an Sven denke. Nur, so ehrlich bin ich meistens eben nicht. Nicht mal zu mir selbst. Abwarten ist meine Devise. Nicht zu weit aus dem Fenster hängen. Verknallt sein ist zwar schön, aber auf die Nase fallen dafür weniger. Natürlich waren auch Kai und Faustus supernett. Kai mit seiner wortkargen und trotzdem tatkräftigen Art. Nicht nur beim Zeltaufbau hat er bewiesen, dass er mit anpackt, wenn's drauf ankommt. Es sei denn, es ist zu früh am Morgen. ☺

Nicht bloß deswegen würde er wirklich prima zu Luisa passen. Ich drücke ihm alle Daumen, dass er sie überzeugen kann, trotz ihrer Phobie in puncto feste Bindung. Genau so einen bräuchte sie. Einen, der sie zappeln lässt, wenn sie zu sehr abdreht. Der was Beruhigendes hat und trotzdem jeden Scheiß mitmacht. Klaro ist Kai für mich tabu. Ich wäre ohnehin chancenlos, da er Luisa verfallen ist.

Und Faustus? Hilfsbereit in jeder Hinsicht und ordentlich was in der Birne. Manchmal scheint er sogar Gedanken lesen zu können. Er ist nicht so cool und undurchschaubar wie Sven. Schon allein, dass er gelegentlich mit und ohne Grund rot wird, macht ihn sympathisch. Ein guter Freund für alle Lebenslagen, aber zum echten Traumtyp fehlen ihm …

Svens blaue Augen,
Svens Eins-a-Body,
Svens lässige Sprüche,
Svens Lächeln,
Svens Humor,
Svens kräftige Arme, die mich tragen,
usw. usw. usw. usw. usw. usw. usw. usw. usw. usw.

Wie soll man nach so einem Wochenende wieder in die Schule gehen? Überall Musik, sogar die alten Hardrocker am Sonntag haben richtig reingehauen. Weltklasse! Ich spüre noch das Dröhnen in meinem Bauch.

Und dagegen – Mathe! Geht gar nicht. Muss aber, da kennt Mama kein Pardon. Wer feiern kann, kann auch lernen, sagt sie. Dabei würde ich lieber nur träumen. Mich in Gedanken auf den Weg machen in ein anderes Stadtviertel, in dem drei Jungs wohnen und in die Schule gehen. Besonders einer. So nah und trotzdem so weit weg. Zufällig über den Weg laufen werden wir uns wohl nicht. Da müsste man sich schon verabreden …

Mit Luisa sitzt eine Leidensgenossin neben mir am Tisch. Montagmorgen, Schule – gähn!

»Hast du auch den Eindruck, nach einem Ausflug ins Weltall wieder auf der blöden, alten Erde gelandet zu sein?«, frage ich sie.

Luisa fängt an zu kichern: »Guter Vergleich – Rückkehr vom Rockplaneten!«

»Ruhe!«, donnert Herr Saibert, unser Mathelehrer. »Besonders Sie, Luisa, sollten mir in Anbetracht ihrer wenigen Punkte etwas mehr Aufmerksamkeit schenken!«

Herr Saibert ist humorfrei, staubtrocken wie sein Fach und sein heiliger Zorn weit gefürchtet. Es empfiehlt sich, für den Rest der Stunde den Mund zu halten. Zumal Luisa tatsächlich um die Punktehürde bangen muss, im Gegensatz zu mir. Meine liebe Freundin müsste ein bisschen mehr tun. Habe ich ihr schon einige Male gesagt, aber Nachhilfeangebote schlägt sie meistens mit den Worten aus: »Zu anstrengend. Ich will eh nicht studieren.«

Ich schon. Medizin ist mein großer Traum. Anderen Menschen helfen und was Sinnvolles leisten. Das stelle ich mir klasse vor. Sicher auch anstrengend, nach dem, was man so hört. Trotzdem genau mein Ding. Lernen, wie man anderen helfen kann.

Deshalb gebe ich meistens ziemlich Gas in der Schule. Aber heute brennt mir eine Frage so unter den Nägeln, dass sie nicht bis zur Pause warten kann. Hat der Saibert natürlich kein Verständnis für. Dann eben auf die altmodische Art.

Haben sie sich schon bei dir gemeldet?, kritzle ich auf einen Zettel.

Luisa schiebt das Papier zurück.

Natürlich nicht. Drei-Tage-Regel!

Was soll das denn sein? Habe ich ja noch nie von gehört. Und was, bitte, hat das mit Sven, Kai und Faustus zu tun?

Ich werfe Luisa einen betont fragenden Blick zu. Aber die lächelt nur und bemüht sich ausgerechnet heute um ihren Ruf als Musterschülerin.

Endlich der Gong.

»Was soll das denn für eine komische Regel sein?«, frage ich sie gleich.

»Sag bloß, die kennst du nicht?«

»Würde ich sonst fragen?«

»Zeit für Aufklärung. Mann ruft Frau auf gar keinen Fall vor dem dritten Tag an. Gleich am nächsten Tag ist aufdringlich. Am zweiten Tag zeigt immer noch zu viel Interesse. Nach drei Tagen ist ein Anruf genau richtig – immer noch rechtzeitig für die Wochenendplanung und trotzdem nicht uncool. Gilt umgekehrt übrigens genauso.«

»Woher hast du so einen Käse? Gibt's da irgendwelche schlauen Bücher, von denen ich nichts weiß?«

»Reine Erfahrungssache! Rechne also nicht vor Mittwoch mit einer SMS!«

»Und was sagt Fräulein Freud, wenn sie sich erst nach vier Tagen melden?«

»Vier Tage gehen gerade noch so, aber dann hast du einen extrem abgebrühten Typen erwischt. Ab dem fünften Tag musst du ihm leider erklären, dass du schon verplant bist, auch wenn's nicht stimmt. Sonst kannst du jedes Mal bis Freitag zappeln, bis er sich meldet.«

»Luisa, du hast 'nen Knall!«

»Schon möglich, aber so isses.«

»Heißt das, ich muss jetzt immer drei Tage warten, bevor ich dich anrufen kann, weil ich andernfalls in deiner Achtung sinke?«

»Blödsinn! Unter besten Freundinnen gilt das selbstverständlich nicht.«

»Da bin ich aber erleichtert.«

Den Richtigen zu finden ist ohnehin schwer genug. Und dann kann man auf den letzten Metern noch alles versauen? Vielleicht gibt es weitere solcher ungeschriebenen Gesetze, von denen ich nichts ahne. Die auch Luisa nicht kennt.

Panik!

Aber wozu hat man eine Fachfrau in der Familie!

»Mama, hast du von der Drei-Tage-Regel gehört?«

»Hast du Probleme mit deiner Periode?«

War doch kein so brillanter Einfall – meine Mutter scheint keine Ahnung zu haben. Zähneknirschend muss ich ihr erst alles haarklein erklären. Das hätte ich mir sparen können. Zumal Mama sich über Luisas Weisheiten tierisch aufregt.

»So einen Schwachsinn habe ich noch nie gehört! Glaub mir, Engelchen, für die wahre Liebe gibt es keine solchen Vorschriften. Das Wichtigste ist, dass du dich so gibst, wie du bist, und dein Gegenüber ebenso akzeptierst. Dann wird dich jeder mindestens so lieben wie ich dich.«

Autsch! Mütterliche Altersweisheiten zum Mittagessen. »Mich so geben, wie ich bin …« – am besten noch mit jedem Pfund auf dem goldenen Tablett. Wird mich bestimmt *jeder* lieben! Solche Ratschläge gelten möglicherweise für vierzig aufwärts, wenn auch die Männer eine Kugel vor sich herschieben und die Haare langsam dünn werden. Ich finde zwar theoretisch auch, dass die sagenumwobenen »inneren Werte« wichtiger sind als die Verpackung. Aber die braucht man leider, um überhaupt die Chance zu kriegen, mit seinem einwandfreien Charakter zu punkten. Vielleicht lässt sich aus der Nummer doch noch mehr rausziehen. Mein Aussehen reicht jedenfalls nicht für die »Liebe auf den ersten Blick«. So viel ist klar. Aber was ist mit der »Liebe auf den zweiten Blick«? So ähnlich wie mit Konstantin. Erst mal klarstellen, dass man mit mir Pferde stehlen kann und … wer weiß? Keine schlechte Taktik. Erfordert zwar Geduld, aber wenn's klappt …

Trotzdem hätte ich Mama gegenüber schweigen sollen. Denn die ist natürlich neugierig geworden. Eigentlich schwindle ich sie nicht gerne an. Allerdings steht mein Entschluss fest, erst mal abzuwarten, und da kann ich keine Mitwisser gebrauchen. Wie ich Mama kenne, würde sie mich jeden Tag löchern, was mit Sven ist, und sich sogar mit mir zusammen neben das Telefon setzen und die Daumen weiß und blau drücken. Das kann ich jetzt nicht gebrauchen. Deshalb erzähle ich nur von Kai und Luisa. Sven erwähne ich mit keiner Silbe. Mama fände Männer mit blondem Zopf bestimmt nicht ganz so prickelnd wie ich. Ihre Hippiephase ist eine Weile her und Karl Lagerfeld gar nicht ihr Geschmack. Ich habe für den nuschelnden Modedesigner zwar auch wenig übrig, aber gegen breite Schultern, blaue Augen – hellblau, um genau zu sein – spricht überhaupt nichts. Wenn diese Augen dann auch noch zu Sven gehören, mich anschauen, lang und intensiv … Himmlisch!

Uiuiui – das wird gar nicht einfach, die Uninteressierte zu spielen. Wenn mir sogar beim Gedanken an ihn schon wieder heiß und kalt wird. Die Schmalzblicke muss ich mir echt streng verbieten, wenn ich nicht will, dass ein Blinder mit Krückstock checkt, was mit mir los ist. Akte Sven – streng geheim! Ist ja auch nicht raus, ob er sich jemals melden wird.

Die Drei-Tage-Regel hat was für sich. Bis heute, Mittwoch, hab ich mir kein Kopfzerbrechen gemacht. Ich hab es geschafft, das Thema Schule wieder halbwegs ernst zu nehmen. Gut so, denn mein Kurzreferat für den Englisch-LK hat sich nicht von selbst geschrieben: »England zur Zeit William Shakespeares«.

Damit könnte ich bei Faustus mit Sicherheit Eindruck schinden. Fast schade, dass mir das bei Sven nichts nützen wird. Über Männer, die in Frauenkleidern auf der Bühne rumhampeln, würde der sich sicher nur lustig machen. Nichtsdestotrotz erleichternd zu wissen, dass wir heute unsere Rollen selbst spielen dürfen. Ist die Frauenbewegung doch nicht ganz umsonst gewesen. Kaum vorzustellen, dass in den heutigen Blockbustern statt den schmolllippigen Hollywood-Schönheiten Männer in Miniröcken und High Heels stecken würden. Behaarte Männerbeine sind in den langen Gewändern der damaligen Zeit besser zu kaschieren gewesen. Zu dumm, dass ich nicht damals gelebt habe. Üppige Formen lagen voll im Trend und haben sogar als Zeichen von Gesundheit und Wohlstand gegolten. Das hört sich fabelhaft an. Auf der anderen Seite: damals ein Medizinstudium als Frau – undenkbar. Und Supersportler Sven wäre zu einer Reise in der Zeitmaschine garantiert nicht zu bewegen. Bleibt mir also nichts anderes übrig als hierzubleiben.

Vorbei mit der inneren Ruhe. Zur Sicherheit lade ich mein Handy bis zum Anschlag auf! Ausnahmsweise wird das Ding sogar mit in die Schule geschmuggelt. Trotz strengster Anweisung, dass Handys im Unterricht ausgeschaltet sein müssen. Sehe ich normal sogar ein, bei permanentem Geklingel würde niemand mehr der einsamen Gestalt am Pult lauschen. Es gibt allerdings auch Lehrer, denen so oder so keine alte Socke zuhört. Frau Altomann, die Erdkundelehrerin, müsste beispielsweise dringend an ihrer Vortragstechnik arbeiten. Wozu gibt's Rhetorikkurse? Sollte sie jemals einen besucht haben, hat sie dort genauso wenig aufgepasst wie jetzt ihre Klasse. Leise näselnd, immer in der gleichen Tonlage, mit entrücktem Blick aus dem Fenster schauend versucht sie uns ihren Stoff näherzubringen. Laaaaangweilig!

Wäre heute aber alles egal. Selbst die flammendste

Rede könnte mich nicht mitreißen. Mein Interesse gilt nur und ausschließlich meinem Telefon. Denn wenn Luisa recht hat, dann muss es heute klingeln. Die drei Tage sind rum. Damit es nicht auffällt, habe ich es auf lautlos gestellt. Das Verteufelte ist nur – dann hört man es auch nicht. Und der Vibrationsalarm macht bei mir so ein Getöse, dass ich ihn auch nicht einschalten kann. Deshalb bleibt mir nichts anderes übrig, als alle paar Minuten einen Blick zu riskieren. Die ersten Male tarne ich meine Bemühungen noch mit der Suche nach einem Stift oder Taschentuch. Aber das wird mir bald zu blöd. Ich stecke es einfach in die Hosentasche, damit ich es griffbereit habe.

Jemand tippt mir auf die Schulter.

»Die anderen Hilfsmittel heute zu Hause vergessen?« Nick grinst mich hämisch an.

»Hä, wie? – Das ist mein Handy.«

»Eben. Mit Vibrationsalarm, oder!? Soll ich dich mal anrufen, damit's richtig abgeht?«

Zuerst stehe ich ziemlich auf den Schlauch, was er meint. Dann wird mir mit einem Schlag klar, dass Nick mein Handy mit einem erotischen Hilfsmittel vergleicht. Das kann doch echt nicht wahr sein! So eine Bemerkung gehört wirklich verboten, und das sage ich ihm auch.

»Du bist eine echte Schlammsau. Wenn das deine Methode ist, such dir dafür gefälligst einen anderen Spielkameraden!«

Glücklicherweise hat Nick meine Nummer nicht, sonst

würde er jetzt die ganze Stunde über seine Drohung wahr machen, da bin ich mir sicher. Auch wenn ich den Vibrationsalarm ausgeschaltet hab.

Stattdessen sagt mein Handy nichts. Aber auch gar nichts.

Den nächsten Kurs habe ich wieder mit Luisa gemeinsam. Wie die es geschafft hat, sich vor Erdkunde komplett zu drücken – geschickte Kollegstufen-Belegung.

»Dich hat's ganz schön erwischt!«, meint sie mit Blick auf mein Handy.

»Quatsch!«

»Mir machst du nix vor. Aber du kannst aufhören, dein Mobilteil zu hypnotisieren – die sitzen im Moment ihre Zeit in der Schule ab, genau wie wir.«

Gekräuselter Hühnermist – daran hätte ich selbst denken können, anstatt mich hier zum Affen zu machen! Logisch, dass Luisa mich durchschaut hat. Auffälliger, als das Handy mitzuschleppen und dauernd draufzustarren, ging es wirklich nicht. Leugnen brauche ich jetzt nicht mehr. Bleibt nur Schadensbegrenzung.

»Du hältst doch dicht, oder?«

»Versteht sich von selbst!«

»Ich meine, auch keine Andeutungen oder Kuppelversuche. Ich hab da meine ganz eigene Taktik.«

In kurzen Worten erkläre ich ihr die »Kumpelidee«.

»Is' ja mal ganz was Neues!«

»Wie meinen?«

»Kann sein, dass dir das gar nicht auffällt. Aber genau so gehst du immer vor. Besser gesagt, seitdem mit Konsti Schluss ist. Wenn du mich fragst – prima Sache, wenn du die Typen auf Abstand halten willst.«

»Ich will niemanden damit auf Abstand halten.«

»Ach nee? Und was ist mit Nick? Der steht schon seit einiger Zeit auf dich. Und du? Du alberst mit ihm herum, latzt ihm einen blöden Spruch nach dem anderen hin und bremst ihn damit total aus.«

»Der steht nicht auf mich. Schon vergessen? – Ich bin's, die runde Vanessa! Und außerdem – N-I-C-K, der geht gar nicht!«

Nick ist ein Westentaschenmacho mit nichts als Stroh in der Birne und Angebersprüchen der besonders müden Art. Das hat er gerade vorhin wieder bewiesen. Bevor ich so tief sinke – ab ins Kloster. Falls er tatsächlich auf mich abfährt, dann nur, weil er keine andere findet, die mehr als drei Worte mit ihm wechselt. Manchmal tut er mir leid, weil ihn niemand für voll nimmt, aber für mehr Gefühle reicht es beim besten Willen nicht. Die Wende zum halbwegs akzeptablen Kumpel kann Nick kaum schaffen. Zeigt jedenfalls die Aktion von vorhin. Sorry für ihn!

»Zugegeben, mein Fall wäre er auch nicht. Trotzdem – du merkst schon gar nicht mehr, wenn du einem gefällst. Weil du dich so hinter deinem Figurwahn und deinem ›Lass-uns-Freunde-Sein‹ verschanzt.«

»Und was schlägst du vor?«

»Wart's ab. Die melden sich ganz bestimmt. Bis dahin übst du ein bisschen flirten, dann klappt das schon.«

Die hat leicht reden. Bei Luisa funktioniert das unter Umständen. Aber bei mir?

Die erste Hürde ist auch noch nicht übersprungen.

»Klingel, du Mistding!«

Zum x-ten Mal checke ich das Display, seit ich nach der Schule wieder daheim bin. Der Akku zeigt vollen Saft. Ob sonst was nicht geht? Auf zum Telefon im Flur und eigene Nummer eingetippt. Mein Handy klingelt wirklich nicht. Was zum Teufel ist da los? Ach so. Natürlich klingelt es nicht, ich habe es ja auf stumm geschaltet. Mit zitternden Fingern rein ins Menü: Rufton ein.

Ein Anruf in Abwesenheit!?

Das war ich gerade selbst mit dem Telefon im Gang. Am Gerät liegt es also nicht. Zur Sicherheit probiere ich es noch einmal. Diesmal schallt eine Melodie von den *Helden* durch die Wohnung. Hab ich mir als Klingelton heruntergeladen. Eine Garantie für gute Laune. Normalerweise. Nicht heute. Grimmig wiege ich das Gewicht meines Handys in der Hand. Ob die Mailbox überhaupt funktioniert?

Endlich höre ich meine eigene Stimme im Telefonhörer: »Hallo, hier ist Vanessa. Ich ruf zurück!«

O. k., die Mailbox ist in Ordnung, auch wenn Mama sicher nicht viel von vergeudeten Festnetz-Telefoneinheiten hält. Aber viel schlimmer ist diese ultrafade Ansage. Die muss fix geändert werden. Bei so einem madigen Spruch quatscht mir hundertprozentig niemand auf den AB. Aber was soll ich sagen?

Please leave a message after the beep?

Genauso bescheuert – nur auf Englisch.

»*Hey Süßer, wenn du mehr als nur meine Stimme hören willst, hinterlasse deine Nummer!*« Mit dunkler, rauchiger Stimme versuche ich die Frauen der 0900-Erotikhotlines nachzuahmen. Zum Totlachen. Hört sich an wie ein Quietscheentchen im Stimmbruch. Obendrein könnte ich mich gleich auf Svens Schoß setzen und rufen: »Nimm mich!« Lieber das Gegenteil:

Wieder nur die Mailbox erwischt? Blöd für dich!

Noch besser, ich bemühe wieder die *Helden* und spiele ein Lied aufs Band.

Die Idee gefällt mir sogar richtig gut. Bin mir bloß nicht sicher, ob ich während der Änderungsaktion Anrufe empfangen kann. Deshalb verschiebe ich es. Das kann ich immer noch machen, wenn die Jungs eeeeeeeeendlich angerufen haben. Fürs nächste Mal sozusagen.

Bescheuerte Warterei. Am liebsten würde ich Luisa anrufen. Mit ihr zu plaudern lenkt ab. Nur, dann ist die Leitung belegt. Oder ich müsste Luisa am Festnetz abwürgen, wenn das Handy klingelt. Aus Erfahrung weiß ich, dass das nicht empfehlenswert ist, denn Luisa fällt in letzter Sekunde meistens noch was Megawichtiges ein und man selbst hat längst aufgelegt. Andererseits schickt Sven möglicherweise auch nur eine SMS. Ganz unverbindlich.

Würde das zu ihm passen? Ich finde Simsen oft zu mühsam, außerdem muss man immer eine Weile auf die Antwort warten. Bei den Romanen, die Luisa und ich uns zu erzählen haben, würden mir die Finger abfallen, wenn ich alles tippen müsste. Der Vorteil ist, dass man sich vorher genau überlegen kann, was man schreibt. Zehnmal löschen, neu schreiben, doch nicht verschicken. Am Telefon muss man sofort reagieren, sonst hat der andere eine stumme Leitung und fragt: »Hallo, hallo, hörst du mich noch?«

So wie Omi, die manchmal nur heftig nickt oder den Kopf schüttelt und sich wundert, warum ihr Gesprächspartner am anderen Ende leicht irritiert ist und nichts kapiert. Mama und ich kennen diese Unart und drängeln sie dann so lange, bis sie doch was sagt. Aber erst letztens wollte sie einen Arzttermin ausmachen und hat der Sprechstundenhilfe nur durch Nicken die vorgeschlagene Uhrzeit bestätigt. Die Arme hat so lange »Frau Möller, Frau Möller, sind Sie noch am Apparat?« gerufen (was Omi ebenfalls mit heftigem Nicken beantwortet hat), bis ich mich erbarmt und den Hörer übernommen habe.

Jedenfalls schwer zu sagen, ob Sven eher der Anrufer oder Simser ist. So gut kenne ich ihn schließlich noch nicht. Prinzipiell auch Jacke wie Hose. Hauptsache, er rührt sich überhaupt. Was für ein Segen, dass niemand mich gerade beobachten kann. Wie ich ein Elektrogerät angiere, als wäre es eine Tafel Schokolade. Apropos Schokolade: War da nicht noch eine in der Küche? Beruhigt die

Nerven! Ich tigere nach nebenan. Das Handy natürlich im Schlepptau. Vor der Schublade bremse ich gerade noch ab. Süßigkeiten fallen aus! Das bereue ich sonst spätestens morgen auf der Waage. Lieber glotzen. Das lenkt auch ab und ist kalorienfrei. Zurück ins Wohnzimmer. Ich fläze mich aufs Sofa und hangle nach der Fernbedienung. Im Zappen bin ich Großmeister. Nützt aber nichts, über dreißig Sender und überall nur Mist! Bügelprogramm nennt Mama das. Es kann doch wirklich niemanden interessieren, wieso Markus Simone nach drei Jahren mit dem Baby hat sitzen lassen und jetzt auch noch anzweifelt, dass es überhaupt sein Kind ist. Alternativ: Ob Bruno Carsten tatsächlich umbringen wollte oder es doch Leonore gewesen ist, die die Bremsen in Carstens Auto manipulierte, weil er ihrer Schwester vor zehn Jahren deren Lieblingspulli ruiniert hat, als er ihn bei sechzig Grad in die Waschmaschine stopfte. Gekrönt von: Wie mache ich aus meiner schönen, gemütlichen Wohnung ein Designerkrankenhaus mit Lichtoasen.

Wer sich diese Sendungen ausdenkt, hat noch nie selbst nachmittags ferngesehen. Man sollte die Verantwortlichen eine Woche lang zusammensperren und sie zwingen, sich das reinzuziehen. Fiele aber wahrscheinlich unter unzulässige Foltermethoden nach der Genfer Konvention.

Die Rettung ist eine Uralt-Folge von *Friends*. Die kenne ich zwar schon, ist aber immer wieder saukomisch. Heute wartet Rachel verzweifelt auf einen Anruf von Ross. Parallelwelt Fernsehen. Allerdings fehlt mir etwas das Mitgefühl, weil ich weiß, dass sich die beiden zum Schluss kriegen.

Wenn ich schon wüsste, dass Sven anrufen wird, könnte ich auch gelassener sein.

Trotzdem stellt sich das TV-Sternchen noch hektischer an als ich. Sehr beruhigend. Steht zwar so im Drehbuch, aber der Drehbuchautor ist ein echter Kenner der Szene. Wäre schön, wenn er in mein Drehbuch auch reinschreiben könnte, dass mein Handy endlich klingelt. Es kann doch nicht so schwer sein, den Zettel mit meiner Nummer rauszukramen und anzurufen.

Plötzlich stehe ich senkrecht. Sven hat den Zettel verloren! So muss es sein. Das Blatt lag auf dem Armaturenbrett. Faustus hat das Fenster runtergekurbelt und durch einen Windstoß wurde es nach draußen geweht. Natürlich hat Kai sofort mit quietschenden Bremsen angehalten und Sven ist dem flatternden Papier hinterhergehechtet. Dabei hat er leider das nachfolgende Auto übersehen. Der Fahrer konnte nicht mehr rechtzeitig ausweichen. Jetzt liegt Sven im Krankenhaus. Beide Arme in Gips und den Kopf auch. Leise will er meinen Namen flüstern, aber die Schwester versteht ihn nicht, weil er diesen fiesen Schlauch im Hals hat. Bei dem Versuch, sich zur Telefonkabine im Krankenhaus zu schleppen, bricht er sich das rechte Bein. Der Schmerz ist so überwältigend, dass er ins Koma fällt. Nur meine Anwesenheit könnte ihn zurückholen. Aber ich werde nie von diesem Unglück erfahren, weil ich zu feige gewesen bin ihn nach seiner Nummer zu fragen.

Ein Schweißausbruch jagt den nächsten. Meine Fantasie schlägt Purzelbäume vom Feinsten.

Ein Geräusch befreit mich aus diesem Albtraum. Mein Handy! Sven lebt noch!

Aber es ist Luisa. »Hey, wollte nur sagen: Du kannst aufhören am Rad zu drehen. Sie haben sich gerade gemeldet!«

Erleichterung und Enttäuschung mischen sich. Prima, dass Sven nicht im Koma liegt. War auch nicht zu erwarten. Auch gut, dass sie Nummern nicht verschmissen haben. Jedenfalls Kai Luisas nicht. Und genau das ist der springende Punkt, das Haar in der Suppe. Sie haben bei Luisa angerufen, nicht bei mir. Blond und niedlich statt dick und doof. Hätte ich mir ja denken können!

Eis ohne Sahne

Luisa versteht's nicht.

»Ist doch völlig schnurz, bei wem. Hauptsache dass, oder nicht?«

»Eben nicht. Wenn du Kai gut fändest und er würde bei einer anderen durchklingeln, möchte ich dich hören.«

»Ich steh vielleicht sogar auf Kai.«

»Aha? Das meine ich aber nicht, und das weißt du!«

»Kann doch sein, dass Sven schüchtern ist und Kai vorgeschoben hat«, meint Luisa.

»Das glaubst du selbst nicht – so einer und schüchtern ... Was willst du mir als Nächstes weismachen? Dass George W. Bush Pazifist ist?«

»Ausgeschlossen ist es jedenfalls nicht. Wirst du ja am Freitag sehen.«

»Ich weiß noch gar nicht, ob ich mitkomme«, druckse ich beleidigt herum.

»Spinnst du jetzt komplett?! Selbstverständlich kommst du mit. Vor ein paar Tagen wolltest du nur einen auf Freundschaft machen und jetzt willst du dich drücken?

Kommt gar nicht infrage. Für wen machen wir das Theater denn sonst?«

Widerwillig lasse ich mich mitziehen. Das *Cassato* ist gesteckt voll. Kein Wunder, ist ja auch *die* angesagte Eisdiele im Hochsommer. Ich mag den Laden nicht besonders. Hier geht es nur ums Sehen und Gesehenwerden. Jeder schmeißt sich in seine hipsten Klamotten und kontrolliert für den Rest des Abends, ob auch alle Vorbeiflanierenden passend angezogen sind. Wehe nicht, dann stehen die Lästermäuler nicht mehr still. Deshalb hänge ich viel lieber bei *Luigi* ab. Dort ist das Eis besser, die Kugeln größer und billiger und die Gäste weniger aufgedonnert. Meine Laune ist auf dem Gefrierpunkt angelangt, trotz Sommerabend.

»Wir finden eh keinen freien Platz«, maule ich rum.

»Könntest du aufhören, schlechte Stimmung zu verbreiten, Vanessa?«

Von hinten winkt jemand herüber.

»Siehst du, olle Unke!«

Triumphierend bahnt sich Luisa einen Weg durch die Menge. Sven, Kai und Faustus haben erstaunlicherweise einen Tisch erobert.

»Wie habt ihr das denn angestellt?«, frage ich.

Es interessiert mich wirklich, denn falls die Jungs nicht seit nachmittags auf der Lauer liegen, ist es fast unmöglich, auch nur einen Stuhl zu ergattern. Geschweige denn einen ganzen Tisch. Reservieren kann man eigentlich auch nicht. Nicht als Normalsterblicher jedenfalls, denn das »hat das *Cassato* nicht nötig«. Habe jedenfalls gehört, dass Bittsteller mit dieser Aussage abgespeist werden.

»Unsere Geheimwaffe«, frotzelt Sven. »Kai hat mit seinem Mundgeruch alle vertrieben, die hier vorher saßen.«

»Erzähl keinen Rotz! Sven kennt nur mal wieder die Bedienung!«, schnauzt Kai, steckt sich aber trotzdem unauffällig einen Kaugummi in den Mund.

Sven ignoriert seinen strafenden Blick. »Connections sind eben alles!«

»Und davon hast du ja jede Menge«, meint Faustus trocken.

Ich höre nur mit halbem Ohr hin. Die Bedienung interessiert mich mehr. Eine wasserstoffblonde Solariumschönheit schiebt sich mit weit ausgeschnittenem Blüschen an unseren Tisch.

»Na, Svenni, was kann ich dir und deinen Freunden bringen?«

Der tiefe Blick in Svens Augen ist kaum zu übersehen. Scheibenhonig. War zwar nicht anzunehmen, dass so ein Typ nicht schon längst die Aufmerksamkeit der Konkurrenz geweckt hat. Aber die offene Baggeransage liegt mir schwer im Magen. Wie soll ich dagegen anstinken? Immerhin zeigt Sven keine besondere Reaktion. Trotzdem rotiert es in meinem Gehirn: Abwarten oder Gegenangriff? Cool bleiben oder Rumzicken? Während ich diese Fragen immer noch nicht geklärt habe, merke ich, dass alle mich ansehen. Inklusive der Bedienung. Was können die von mir wollen? Na klar, ich soll bestellen! Jetzt aber dalli, sonst fällt es auf. Das Erste, was mir spontan einfällt, ist ein gemischtes Eis. Vermutlich habe ich das laut kundgetan, denn mit ihren pinkfarbenen Krallen notiert sich Fräulein Busenwunder etwas auf ihrem Block. So ein Mist! Dabei wollte ich mich eigentlich auf Mineralwasser beschränken. Wenigstens bin ich geistesgegenwärtig genug, die Frage: »Mit oder ohne Sahne?«, zu verneinen und erspare mir damit immerhin die zusätzlichen Kalorien. Dafür ernte ich von Blondie ein verständnisvolles Nicken. Jetzt bereue ich meine Bestellung erst recht. Wenn wenigstens *Luigis Früchtetraum* angekarrt käme, der wäre die Sünde wert. Alles über den Haufen zu schmeißen, ist mir aber zu peinlich. Wie soll ich meinen Sinneswandel denn erklären? – 'tschuldigung, ich hatte gerade nicht alle beisammen, weil ich überlegt habe, ob Sven auf blond steht!? Manche Fehler müssen mit Würde getragen werden. Lustlos lutsche ich an den Eiskugeln.

»Ist nicht die Sensation, oder?« Verständnisvoll deutet Faustus auf den Eisbecher.

»Nö, zu viel Wasser und Chemie.«

»Ich hab vor ein paar Wochen eine kleine Eisdiele entdeckt. Da solltest du mal hingehen.«

»Du meinst nicht zufällig *Luigi*?«

»Doch, genau! Du kennst ihn?«

»Ist bei mir an der Ecke.«

»Wenn wir das gewusst hätten! Wir dachten, nur das

Cassato findet jeder auf Anhieb. Dann treffen wir uns das nächste Mal lieber dort.«

»Wieso, die Location ist doch prima!«, wirft Sven ein.

»Zu laut, zu hip, zu teuer«, zählt Kai auf.

Luisa ergänzt: »Und zu viele Gaffer.«

»Gut, gut – geschlagen. Was, meint ihr, sollen wir fünf Hübschen morgen unternehmen?«

Hurra, er will sich gleich morgen wieder verabreden. Ich hatte schon Angst, dass die Kritik am *Cassato* ihn verärgert hat. Vielleicht habe ich doch eine Chance. Mein Kopfkarussell fängt wieder an, sich vor Freude zu drehen, besonders weil Sven mich so unternehmungslustig angrinst.

»Wird heiß morgen. Ich bin für Baggersee«, schlägt Kai vor.

»Angenommen«, sagt Sven und Luisa und Faustus nicken. Gerade will ich ebenfalls versonnen mein O. k. in die Runde schmeißen, da durchzuckt es mich wie ein Blitz. Ach du heilige Kacke! Gegen Badengehen lässt sich bei der Hitze natürlich nichts vorbringen. Aber Baggersee heißt Bikini. Bikini ohne Bikinifigur! Genau genommen sogar ohne Bikini, denn ich besitze nur einen abgetragenen Einteiler. Seit Jahren weigere ich mich einem Bademodengeschäft zu nahe zu kommen. Deshalb schwimme ich auch nur mit sehr, sehr guten Freundinnen. Never, never ever in männlicher Gesellschaft. Schon gar nicht mit dem Traumprinz. Andererseits, wenn ich mich weigere, halten mich alle für eine Spaßbremse. Ein flehender Blick in Richtung Luisa. Die kapiert es mal wieder auf keinem Auge, sondern strahlt nur zurück.

Der Rest des Abends ist gelaufen. Da kann Sven zehnmal den Arm um mich legen und mir das restliche Eis wegnaschen. Morgen wird das vorbei sein! Ich verdrücke mich aufs Klo.

»Was ist denn los mit dir? Freust du dich nicht?« Luisa ist mir gefolgt.

»Freuen? Mensch, Luisa, baden mit meiner Figur! Und meinem Badeanzug.«

»Du hast immer noch keinen neuen?«

»Woher denn?«

»Steht morgen Vormittag eben Powershopping an!«

Sven empfängt uns beide grienend, als wir zurückkommen. »Warum gehen Frauen eigentlich immer gemeinsam aufs Klo?«

»Weil dort regelmäßig geile Livebands auftreten und die besten Männer der Stadt strippen. Sollte man sich nicht entgehen lassen. Ist das auf Herrentoiletten etwa anders?«, kontere ich.

Luisas Vorschlag hat mir wieder Mut gemacht und meine Schlagfertigkeit ist auch zurück. Ich kann mich bereits wieder königlich über Svens verblüfftes Gesicht amüsieren, als meine Ansage bei ihm angekommen ist. Kai, Faustus und Luisa klatschen begeistert Beifall und Sven knufft mich in die Seite: »He, dann musst du mich beim nächsten Mal mitnehmen, das muss ich sehen.« Er zwinkert mir zu.

Mit Luisa als Einkaufsberaterin wird bestimmt alles gut. Muss einfach. Und wenn ich schon morgen auf einen Reinfall zusteuere, dann muss ich wenigstens heute Boden gutmachen. Das gelingt mir auch mit Bravour. Ein Schwätzchen mit Faustus hier, ein Geplänkel mit Sven dort. Gemeinsam machen wir uns über die Möchtegerns um uns herum lustig und stellen fest, dass wir nicht nur den gleichen Musikgeschmack haben. Logisch, dass auch Schule Thema ist. Sven mogelt sich ähnlich durch wie Luisa. Nur im Sport-LK macht ihm keiner was vor, versteht sich. Das will er auch studieren. Kai hält es mit dem Mittelmaß und hat noch keine Ahnung, was er machen will. Ist auch noch sooooooo viel Zeit. Faustus' Ziele sind konkreter, Literatur oder Tiermedizin. Passt beides ganz gut zu ihm.

»Wenn ich Tierarzt werde, können wir ja eine Kombipraxis für Goldhamster und Herrchen aufmachen«, schlägt er vor.

»Könnte *die* Marktlücke sein!«, stimme ich zu.

Es ist echt ein feiner Abend. Zum Abschied zeigt sich Luisa in Höchstform, dass selbst ich mit den Ohren schlackere.

»Wir können morgen erst um zwei.«

Wie zu erwarten war, nölt Sven: »Erst so spät, da sind die besten Flecken schon belegt.«

»Ihr könnt ja vorgehen. Aber wir müssen uns schließlich auch noch um unsere anderen Verehrer kümmern!«

Wusch. Das hat gesessen. Kai kippt die Kinnlade nach unten, Faustus starrt Luisa fassungslos an und selbst Sven verliert für einen kurzen Augenblick das selbstbewusste Lächeln. Alle Achtung, um eine Ausrede mit Sensationsbeigeschmack ist Luisa selten verlegen.

»Denen hast du ganz schön was zum Kauen gegeben!«, begrüße ich sie deshalb am nächsten Morgen.

»Männer sollten sich ihrer Sache besser nie zu sicher sein!«

»Ist das wieder einer von deinen geheimen Tricks oder wolltest du Kai abschütteln?«

»Wo denkst du hin. Der fängt an, mir richtig zu gefallen. Aber das muss er nicht gleich spitzkriegen.«

»Und was machst du, wenn er aufgibt?«

»Wird er nicht. Jede Wette, der hängt sich jetzt erst richtig rein? Und Sven auch.«

»Aber warst du nicht diejenige, die mir die Freundschaftskiste ausgeredet und zum Angriff geraten hat?«

»Zwischen deiner braven Unverbindlichkeit und weiblicher Raffinesse liegen Welten!«

So ganz verstehe ich diesen Unterschied zwar nicht, aber jetzt geht es vorrangig darum, ein passendes Outfit zu finden. Für endlose Diskussionen ist keine Zeit. Ich kann nämlich unmöglich noch eine weitere Saison in Zartgrün mit ausgefransten Nähten herumlaufen. Allzu einfach wird es bestimmt nicht, was Passendes zu finden, und es zählt jede Minute. Unter Druck und Vollstress einkaufen – na bravo! Ich teile Luisas Vorliebe für Shoppingbummel überhaupt nicht, wenn es um Anziehsachen geht. Dem Frust, wieder keine einzige Hose über meinen dicken Arsch zu bekommen oder mir den Bauch im Reißverschluss einzuklemmen, entgehe ich lieber. Alles schon da gewesen. Mehrfach. Und Badeklamotten sind das Allergrausigste. Nicht umsonst drücke ich mich seit Langem davor. Ich habe mir sogar lieber den Grünen aus Mamas Jugendzeit gegriffen, als aus meinem eigenen Uralt-Teil Pobacken und Busen gleichermaßen herausquollen. Ein bisschen Siebzigerjahre-Style war mir immer noch lieber, als mich ins Getümmel nach einem neuen Badeanzug zu stürzen. Selten habe ich etwas so bereut. Aber wer konnte schon ahnen, dass jetzt mein Liebesglück vielleicht von so einem Stofffetzen abhängt!?

Luisa steuert als Erstes auf ihren Lieblingsladen zu.

»Dir ist aber schon bewusst, dass ich nicht in Größe sechsunddreißig passe?«, sage ich, weil mir gerade ein Stückchen Stoff in die Hände gefallen ist, das von sich behauptet ein vollständiger Bikini zu sein, obwohl selbst eine Briefmarke riesig daneben wirken würde.

Die anderen Kundinnen können sich das leisten, ich nicht. Überhaupt hat man in diesen Laden nur Models abkommandiert, auch als Verkäuferinnen.

»Wie findest du den?« Luisa hält mir ein minimal größeres Modell unter die Nase.

»String kannst du knicken! Nur so eine Schnur im Hinterteil würde ich nicht mal anziehen, wenn ich deine Maße hätte.«

Nach einer halben Stunde sieht sogar Luisa ein, dass ein Ortswechsel unumgänglich ist. Vielleicht ist ein gewöhnliches Kaufhaus vielversprechender. Ich hoffe es inständig, sonst habe ich ein Megaproblem.

»Wer zieht denn so was an?« Ich betrachte die Deutschlandflagge in Bikiniform eingehend. Was es alles gibt! Vor allem auf Kaufhauswühltischen.

»Vollblutfußballfans oder Politikerinnen stehen bestimmt drauf.«

Der Damm ist gebrochen. Es geht nicht mehr um »schön«, sondern darum, immer noch einen draufzusetzen. Ein skurriles Teil nach dem anderen ziehe ich hervor und Luisa versucht mich zu übertrumpfen.

Raubtierfell mit Goldglanz, Rüschenrock statt Höschen, Topflappen-Häkelstyle. Geschmack kennt keine Grenzen.

Mir tut der Bauch weh vor lauter Lachanfällen.

Mein oller Einteiler ist definitiv nicht das schrecklichste Modeverbrechen!

Ebenfalls prustend schaut Luisa auf die Uhr.

»Au weh, langsam sollten wir unter diesen Ungetümen was für dich finden.«

Schlagartig wird es ernst. Eine Umkleide wird in Beschlag genommen und Luisa reicht die ersten Stücke, die ihrem kritischen Blick standhalten. Am Bügel sehen sie gar nicht schlecht aus – besonders der rosé-braune gefällt mir.

Aber angezogen … Mein Spiegelbild stiert mich an. Im fahlen Licht wirkt der BH schweinchenrosa – genau wie mein Busen. Über das knappe Höschen schwabbelt eine hässliche Bauchwurst. Eine Nummer größer schafft keine Abhilfe, denn jetzt schlackern Unterteil und Bauch um die Wette.

In dem blauen Blümchenbikini sieht es nicht besser aus.

»Steht dir doch gut!« Luisas Optimismus ist nicht totzukriegen.

»Bist du blind oder willst du absichtlich, dass ich aussehe wie das Michelin-Männchen, damit du noch toller wegkommst?«

»Geht's noch? Du kannst dir gleich eine neue Freundin suchen, wenn du mir so was unterstellst.« Beleidigt dreht Luisa sich weg. Ich merke selbst, dass ich zu weit gegangen bin. Ich habe meinen Frust an Luisa ausgelassen, und das ist unfair.

»Es tut mir leid. Du kannst schließlich nichts dafür, dass Bikinis nicht für mich gemacht sind.«

»Jetzt will ich dir mal was sagen, du gehst mir mit deinem ewigen Gejammer, was deine Figur betrifft, extrem auf die Nerven. Du siehst wunderschön und sexy in dem blauen Teil aus. Aber wenn du das nicht wahrhaben willst, weil du dich unbedingt in deine Bikiniphobie reinsteigern musst, suchen wir einen neuen Badeanzug für dich und Schluss!«

Kleinlaut lenke ich ein. Die Lösung ist akzeptabel. In einem Einteiler wird der Bauch vielleicht etwas kaschiert. Ich komme mir zwar sicher auch blöd vor, zwischen den ganzen Bikinimädels im züchtigen Outfit herumzuwatscheln, ist aber nicht zu ändern.

Auch in einem eng anliegenden Anzug fühle ich mich nur bedingt wohl, aber wenigstens steht keine Speckschwarte mehr über. Und schwarz macht schlank, heißt es. Luisa bekommt zwar schmale Lippen, als ich mich wieder einmal für die dunkle, unauffällige Variante entscheide, trotzdem verkneift sie sich netterweise weitere Statements.

Entsprechend einsilbig verläuft die Fahrt zum See. Die Bemerkung von vorhin nimmt Luisa mir immer noch krumm, das merke ich deutlich. Kann ich sogar verstehen. Ich überlege fieberhaft, wie ich sie wieder milde stimmen könnte, während sie Kai anruft, um den Liegeplatz in Erfahrung zu bringen.

»Bist du noch sehr sauer?«

»Nur ein bisschen!«

»Können wir uns nicht wieder vertragen? Ich hasse streiten.«

»Ich auch!« Ein Grinsen huscht über Luisas Gesicht.

Erleichtert drücke ich sie ganz fest. »Ich verspreche, dass ich heute auch keine Sprüche mehr über meine Figur reiße.«

»O. k., ich nehme dich beim Wort! Dann Angriff volle Kraft voraus!«

»Wart ihr erfolgreich?«, begrüßt Faustus uns.

»Bitte?«

Ich krame in meinem Gedächtnis. Hab ich Faustus etwa von dem Einkaufsmarathon erzählt und erwartet er jetzt eine Vorführung? Das fehlte noch! Mir ist es lieber, wenn niemand meinem neuen Badeanzug größere Beachtung schenkt. Ich gewöhne mich selbst nur schwer an ihn und würde viel lieber mein T-Shirt anlassen, um nicht zu viel Figur zeigen zu müssen. Kommt aber auch komisch, so mit Kleidung ins Wasser. Deshalb wollte ich mich ganz unauffällig aus den Klamotten schälen und auf keinen Fall eine große Sache aus dem neuen Anzug machen.

Erst durch Kais betont desinteressierten Gesichtsausdruck dämmert es mir. Richtig, Luisa hat ihnen ja ein Date vorgegaukelt. Ich muss mich zusammenreißen, um nicht loszukichern. Luisa scheint es ähnlich zu gehen. Sie zwinkert mir verschwörerisch zu, bevor sie antwortet. »Och, wie man's nimmt. Wo steckt denn Sven?«

Kais »Beachvolleyball!« klingt unzufrieden.

Es läuft genau andersrum, als Luisa es angekündigt hat. Schau, schau, auch die Expertin in Sachen Jungs kann sich mal irren! Meine Schadenfreude lenkt mich sogar ein klein wenig von der Enttäuschung ab, dass Sven nicht da ist. Ich liege auf meiner Badematte und beobachte alles still.

Großes Kino:
Kai räkelt sich träge in der Sonne und Luisa versucht seine Aufmerksamkeit zu ergattern.
Luisa drapiert sich dekorativ auf ihrem Handtuch.
Kai – keine Reaktion.
Luisa schmeißt die Haare in den Nacken.
Kai – keine Reaktion.
Luisa holt ihre Wasserflasche hervor und bietet sie Kai an.
Kai – keine Reaktion.
Luisa gießt ein paar Wassertropfen auf Kais Bauch.
Kai – keine ... doch Reaktion.
Er springt auf, packt die strampelnde Luisa und schleppt sie Richtung See.

»Wollen wir auch?«

»Klaro!« Ich bin schon auf den Beinen und stürme neben Faustus los.

Kai hat Luisa an den Schultern gepackt und taucht sie unter. Als sie wieder auftaucht, brüllt er: »Schwör, dass du das nie wieder tust!«

Luisa nickt, schwimmt ein Stück zur Seite und spritzt ihm eine Ladung Wasser ins Gesicht. Kai spritzt zurück, trifft aber mich.

»He, na warte!« Das lasse ich mir nicht bieten. Volle Breitseite zurück.

Faustus schlägt sich auf Kais Seite und versucht mich runterzudrücken. Aber ich kann ausweichen und tauche unter ihm durch. Bevor er kapiert hat, was passiert ist, trifft ihn ein Wasserschwall von hinten. Treffer! Dann rette ich Luisa, die schon wieder in Kais Schwitzkasten hängt. Zu zweit gelingt es uns, den langen Lulatsch unter die Wasseroberfläche zu befördern. Dabei erwischt Faustus meinen Fuß und zieht mich daran ein Stück durch den See.

»Loslassen!«, brülle ich, aber er denkt gar nicht daran. Wird schon sehen, was er davon hat. Rache folgt!

Nach einer Stunde japsen wir wieder an Land. Ich könnte noch ewig weitertoben. Wasser ist mein Element. Hier fühle ich mich federleicht und sauwohl. Ich habe die ganze Zeit nicht ein Mal an meine Pölsterchen gedacht. Erst als ich am Ufer bin, fallen sie mir wieder ein. Schnell wickle ich mich zum Abtrocknen in mein Handtuch.

Neben mir ist das Eis gebrochen. Kai darf Luisa den Rücken einölen und sie revanchiert sich großzügig.

»Soll ich dich auch eincremen?«, fragt Faustus mich.

Meinetwegen. Da Sven noch nicht zurück ist, kann Faustus diese Aufgabe gerne übernehmen. Ich lasse das Handtuch nur so weit wie nötig von den Schultern gleiten und hocke mich vor Faustus ins Gras. Dann schließe ich doch die Augen und genieße die langsame, kreisende Massage. Ich stelle mir Svens Hände auf meinem Rücken vor. Faustus ist gar kein so schlechter Ersatz.

»Das machst du prima!«

»Jederzeit wieder! Bist du eigentlich im Schwimmverein oder so?«

»Nö, wieso?«

»Weil du im Wasser unterwegs bist wie ein Delfin. Hatte selten solche Schwierigkeiten, jemanden unterzutauchen, wie bei dir.«

Schon liegt mir die Bemerkung auf der Zunge, dass ich dafür an Land ganz schön träge bin. Aber ich schlucke sie herunter. Ich will nicht riskieren, dass Luisa ein zweites Mal sauer auf mich ist, auch wenn sie gerade anderweitig beschäftigt ist. Außerdem freue ich mich über das Kompliment. Ich schaffe es sogar, halbwegs zu lächeln, ohne rot zu werden. »Danke!«

Endlich erscheint Sven. Kurze Freude. Er ist nicht allein. Zwei Girls und ein Typ kommen mit ihm den Kiesweg entlang. Eine der Tussis hat sich bei ihm angekuschelt und wirft die ganze Zeit ihre Mähne in den Nacken, wie vorhin Luisa. Mit großer Geste und Handschlag verabschiedet sich Sven von dem Kerl (»Bis morgen!«) und verteilt Wangenküsschen an die Damen.

»Hey, Kinder, ihr habt was verpasst! War'n heißes Match.«

Ich blinzle betont träge in seine Richtung. »Hast du gewonnen?«

»Logo, trotz weiblicher Unterstützung.«

Kai hat sich ebenfalls halb aufgerichtet. »Du hast mit 'ner Frau gespielt? Seit wann das?«

»Hast du das Fahrgestell nicht gesehen? So einer schlägt man keinen Wunsch ab. War auch gar nicht so übel, die Kleine!«, grinst Sven.

Ich spüre, wie mir das Blut in den Adern gerinnt. Egal, ob Kai das »Fahrgestell« registriert hat. Ich habe. Konfektionsgröße vierunddreißig, maximal! Schnell greife ich nach meinem T-Shirt, streife es über und murmele was von »Sonnenbrand«. Als Nächstes raffe ich wahllos ein paar Abfälle zusammen und trolle mich zum Mülleimer. Meine feuchten Augen braucht niemand zu sehen.

Gemüsebrühe bis zum Abwinken

»Soo toll sah die Henne nun auch wieder nicht aus und Sven war doch ansonsten sehr nett zu dir.«

»Nett, nett – was das schon für ein Wort ist. Ich bin auch nett zu meiner Katze.«

»Du steigerst dich da in was rein. Die Herren der Schöpfung glotzen nun mal gern. Das hat meistens nichts zu bedeuten.«

»Du sagst es: meistens. Außerdem hat Kai nicht geglotzt, der hatte nur Augen für dich.«

»Der ist halt ein anderer Typ.«

»Eben! Und Sven ist von der Sorte, die auf schlank und durchtrainiert abfährt, und deshalb …«

»Und was deshalb?«

»Deshalb wird es Zeit, Maßnahmen zu ergreifen.«

»Welche Maßnahmen?«

»Weg mit dem Speck!«

»Vanessa, du …«

»Ich weiß, was du sagen willst. Spar's dir. Entweder du unterstützt mich oder du hältst dich raus. Umstimmen wirst du mich diesmal nicht!«

»Du weißt, dass ich dir immer bei allem helfe. Also, was kann ich tun?«

Ich habe mir das bereits gründlich überlegt. Halbherzig habe ich selbstverständlich schon ein paar Mal versucht, meine Pfunde wegzukriegen. So mit FDH – Friss die Hälfte – oder fettreduzierten Produkten aus dem Supermarkt. Hat nie viel gebracht. Mal ein bis zwei Kilo, aber die waren auch schnell wieder drauf. Nach ein paar Tagen hat mich meistens der Heißhunger gepackt.

Zusätzliche Erschwernis: Mama zieht absolut nicht mit. Von ihr kriege ich ähnliche Töne zu hören wie von Luisa. Nämlich, dass ich eine tolle Figur hätte und mir die nicht durch Diäten kaputtmachen soll und so ein Kram. Das Ganze gepaart mit: Außerdem verwächst sich das in deinem Alter noch, und: Du steckst noch mitten in der Entwicklung, da musst du genug und ausgewogen essen, sonst schadest du deinem Körper. Alles Zitate aus schlauen Artikeln, die meine Mutter über die Pubertät gelesen hat. Ich könnte auf diese Pseudoweisheiten gut verzichten und wäre stattdessen lieber dünn. Was nützt es mir, dass ich laut Statistik und Wissenschaft angeblich ein ganz normales Gewicht für mein Alter habe? Meine fürsorgliche Mutter hat das natürlich sofort anhand irgendwelcher schimmligen Tabellen überprüft und mir unter die Nase gehalten, als ich ihr das erste Mal mit meinen Abnehmwünschen kam.

»Warum sehen alle anderen dann viel schlanker aus als

ich?«, habe ich ihr entgegengeschrien. »Und warum hat sonst keine aus meiner Klasse so runde Oberschenkel und so eine aufgeblasene Hüfte?«

Aber so viel ich auch gebrüllt habe, in Sachen Essensverzicht blieb Mama hart. »Ich wäre eben früher dran«, hat sie behauptet. Ende der Diskussion. Deshalb muss mir was Geniales einfallen.

»Ich fange an mit Heilfasten.«

»Nie gehört«, sagt Luisa.

»Omi hat das mal in einer Kurklinik gemacht und fast drei Kilo abgenommen – in *einer* Woche.«

»Klingt nicht gesund – was hat man ihr denn da zu essen gegeben?«

»Nichts!«

»*Nichts!?* Du willst eine Woche lang *nichts* essen. Bist du noch zu retten?«

»Na ja, fast nichts, ein bisschen Gemüsebrühe und Tee durfte sie schlürfen.«

»Nee, nee, Vanessa, ohne mich. Und ohne dich. Deine Mutter spielt da eh nicht mit. Wie willst du dich eine Woche vor ihrer Küche drücken?«

»Deshalb brauche ich dich. Wir sagen einfach, dass ich bei dir esse, weil wir was für die Schule zusammen machen müssen. Referat oder so.«

»Und dann soll ich dir zuschauen, wie du vor dem leeren Teller verhungerst!? Dir ist hoffentlich klar, dass das zu viel verlangt ist!«

»Omi ist auch nicht verhungert. Man muss nur wissen, wie's geht!«

»Und du weißt, wie's geht?«

»Noch nicht, aber ich kann meine Oma fragen.«

»Mach das, die wird garantiert begeistert sein, wenn sie von dem Schwachsinn ihrer Enkelin hört.«

»Hast recht, dann gucke ich doch besser im Internet.«

»Kannst du nicht was anderes probieren?«

»Pass auf, ich mach dir einen Vorschlag. Ich recherchiere das und zeig's dir. Wenn du dann immer noch nicht überzeugt bist, such ich mir eine Alternative.«

»Einverstanden, aber wir schauen gemeinsam nach. Dir und deinem Diätwahn traue ich nämlich keinen Meter. Nicht dass du auf den Ratgeber von irgendeinem Magersüchtigen reinfällst!«

Internetsurfen – Projekt »Weg mit dem Speck« – Klappe, die erste:

Für den Begriff »Heilfasten« findet die Suchmaschine auf Anhieb über eine Million Treffer. Keine schlechte Ausbeute.

Und selbst Luisa muss zugeben, dass die Idee so abwegig nicht sein kann. Ihr Finger deutet sofort auf eine bestimmte Zeile:

Eine Heilfasten-Kur dient der Entschlackung des Körpers von Giftstoffen und ist ausdrücklich nicht zur Gewichtsreduktion gedacht.

»Jaaa, dann entgifte ich mich eben und nehme nur ganz nebenbei ab«, behaupte ich.

»Das kannst du deiner Urgroßmutter erzählen!«

»Schon gut, aber es schadet doch auch nix.«

»Hast du das mit der ›Darmentleerung‹ gelesen?«

»Ich hol mir gleich morgen Rizinusöl aus der Apotheke.«

»Kommt gar nicht infrage, das ist viel zu krass!«

»Seit wann entscheidest du das?«

Luisa richtet sich kerzengerade auf: »Bin ich dein Coach, oder nicht?

»Bist du!«

»Dann probierst du es gefälligst erst mal mit Sauerkrautsaft oder Apfelessig!«

»Igitt!«

»Du willst eine Woche lang nur Gemüsebrühe schlabbern, da kannst du dich bei Gemüsesaft nicht schon so anstellen!«

Gehorsam besorge ich Säfte, Fastentee und Gemüseberge. Anständigerweise kommen Luisas Eltern regelmäßig spät von der Arbeit, sodass genug Zeit bleibt, Brühe für mehrere Tage vorzukochen. Meine Mutter steht schon um vier auf der Matte und würde sich schwer wundern, wenn ich in ihrer Küche wüte. Wir schneiden Karotten, Lauch, Petersilienwurzel und Sellerie in Stücke und kochen alles in Wasser gar. Noch so ein Pülverchen aus dem Reformhaus dazu und dann durch ein Sieb gegossen. Nicht gerade die große Kochkunst, wie meine Mutter sie pflegt. Riecht aber gar nicht schlecht. Nur, wohin mit dem Topf? Sowohl in meinem als auch in Luisas Kühlschrank würde das Riesenteil auffallen. Aber ganz ohne Kühlung geht's auch nicht, schon gar nicht im Sommer. Deshalb verwerf ich den Plan, alles unter meinem Bett zu verstauen. Ranzige Brühe kommt weniger gut. Zu guter Letzt landet der Bottich im Keller. Gut versteckt hinter Mamas Vorräten. Hoffentlich kommt die nicht gerade in nächster Zeit auf die Idee, dort aufzuräumen. Manchmal hat sie solche Anwandlungen.

Vereinbart ist, dass ich jeden Tag nach der Schule mit meiner Tagesration in der Plastikbox zu Luisa marschiere. Wenn es bei Peschkes Abendessen gibt, werde ich mich verabschieden. Zu Hause werde ich meiner Mutter gegenüber behaupten, bereits bei Luisa gegessen zu haben. Mama guckt ziemlich ungläubig, als ich ihr von der anstehenden Power-Nachhilfe für Luisa berichte.

»Deshalb musst du nicht jeden Abend dort essen.«

»Ist praktischer, dann können wir bis zur letzten Minute lernen. Du weißt, wie's um Luisas Noten steht.«

»Fein, wenn sie endlich was dafür tut. Aber iss auch genug!«

Diese Ur-Angst, ich könnte verhungern, sobald ich das Nest verlasse, ist mehr als lästig. Ein paar meiner überflüssigen Pfunde gehen locker auf Mamas Kappe. Mein schlechtes Gewissen, die Wahrheit zu begradigen, hält sich daher in Grenzen. Immerhin habe ich wirklich vor,

Luisa schulisch in den Hintern zu treten. Eine volle Lüge ist es also nicht. Mama gehört nicht zu den Müttern, die man gelegentlich anschwindelt. Großes Herz, offene Ohren, ein echter Hauptgewinn – trotzdem geht es diesmal nicht anders!

Den sogenannten »Entlastungstag« laut Heilfasten bringe ich recht gut über die Runden. Ich hätte auf diesen Tag an dem der Körper auf das Fasten vorbereitet werden soll, gerne verzichtet und gleich losgelegt. Aber Luisa führt ein strenges Regiment. Zu groß ist ihre Panik, dass etwas schiefgehen könnte. Demzufolge knabbere ich Äpfel in rauen Mengen und fühle mich schon sehr schlank.

Den grässlichen Sauerkrautsaft hätte es kaum gebraucht. Schon in der Schule muss ich zweimal Gas geben, um es noch rechtzeitig auf die Toilette zu schaffen. Bei Peschkes mache ich ebenfalls ausführlicher mit deren gefliestem Raum Bekanntschaft als gedacht.

»Geht's dir gut?«, höre ich Luisas Stimme durch die Klotür.

»Ich glaube, ich bin der vorbildhafteste Darmentleerer, den die Heilfaster sich wünschen können!«

»Gut, dass du nicht das Öl genommen hast!«

Das finde ich jetzt auch. Mein Bauch fühlt sich an, als ob drei Elefanten eine Stepptanzvorführung darin geben würden. Von der Geruchskulisse gar nicht zu reden. Ich versuche mich auf meine Gemüseeinlage zu freuen. Wird sicherlich schmackhafter als der Tee heute Morgen.

Am zweiten Fastentag ist das Bauchgrimmen weg, aber der Hunger riesig. Feindselig fülle ich die Plörre im Keller um. Habe ich mich darauf wirklich jemals gefreut? Kann nicht sein! Ich will Essen, richtiges Essen zum Abbeißen und Kauen! Nur der Gedanke an Sven hält mich davon ab, über den Brotkasten in der Küche herzufallen.

Dritter Tag – mir wird schon vom Geruch des Gemüses übel.

Heilfasten steigert die geistige Leitungsfähigkeit und hebt die Laune. – Von wegen! Im Unterricht habe ich Visionen von Schnitzeln, die durchs Klassenzimmer hüpfen. Herrn Saiberts helles Jackett mit der roten Krawatte erinnert mich sofort an Spaghetti mit Tomatensoße. Konzentration? Fehlanzeige. Hat jemand mit mir gesprochen? Wie in Trance spüre ich einen Rippenstoß von links. Da sitzt doch Luisa, oder? In Zeitlupe wende ich den Kopf zu meiner Freundin. Wieder diese Stimme. Endlich dreht jemand den Ton auf.

»Vanessa, an die Tafel, umgehend. Träumen können Sie nachts!«

Verloren tappe ich zur Tafel. Alles angestrengte Nachdenken nützt nichts, ich habe keinen Blassen, worum es geht. Eine ellenlange Aufgabe türmt sich vor mir auf. Sie zerfällt in weiße Kreidestriche – lauter einzelne Pommes.

»Das bin ich von Ihnen gar nicht gewohnt – von Ihnen nicht! Wenn so etwas jetzt öfter vorkommen sollte, sehe ich mich gezwungen Ihre Mutter in die Sprechstunde zu bitten, wie in der fünften Klasse. Sie sind noch nicht volljährig! Und diejenigen von Ihnen, die es sind«, wendet er sich an die ganze Klasse, »denen sei gesagt: Volljährigkeit hat nichts mit Erwachsensein zu tun. Das beweisen Sie mir jeden Tag aufs Neue. Für Ihr Abitur sehe ich schwarz, Herrschaften, sehr schwarz! Das ist eine Reifeprüfung, aber diese Reife hat keiner von Ihnen. Es fehlt Ihnen allen an Disziplin und Willensstärke, aber Sie werden schon sehen, was Sie davon haben!«

Das Donnerwetter rauscht an mir vorbei. Hoffentlich war das nur eine Drohung. Sonst muss ich Mama erklären, wieso ich mir, trotz angeblicher Lernerei mit Luisa, null Punkte in Mathe eingehandelt habe. Denn die kündigt der Saibert mir zumindest für die heutige Leistung an und kritzelt auch sofort in seinem Notizbuch rum. Dieser Lehrer lässt wirklich keine Gelegenheit verstreichen, um zum Rundumschlag auszuholen. Mich schüchtert er damit nicht ein, denn ansonsten bin ich im Mündlichen bei ihm ganz passabel. Allerdings zeigen die geduckten Köpfe meiner Mitschüler deutlich mehr Panik.

Nach der Schule reicht es Luisa, sie hat die Nase voll und tickt aus: »Du hörst mit dem Käse auf! Das kann man vielleicht in einer Kur machen wie deine Oma. Aber nicht so!«

»Ich habe schon fast zwei Kilo runter und am Wochenende …«

»Willst du dich am Wochenende ernsthaft neben Sven setzen und deine Brühe auspacken?«

Daran habe ich noch gar nicht gedacht. Wir wollen mit den Jungs ins Kino. Nicht unbedingt der Ort für Fressorgien, aber man sitzt sehr nah nebeneinander. Unvorstellbar! Es stand zwar schon in dem Beitrag im Netz, dass es dazu kommen kann, dass sich Mundgeruch entwickelt, aber sehr sexy ist das nicht. Und genau das ist passiert. Ich kann Zähne putzen, wie ich will, ich müffle trotzdem kurz danach wieder nach Verwesung. Im Kino ist es wenigstens dunkel, da kann eine weitere Gewichtsabnahme warten. Aber wenn man meilenweit erschnüffeln kann, wo ich mich aufhalte, dann kommt Sven mir garantiert nicht näher.

Einhellig veranstalte ich mit Luisa eine feierliche Entsorgung der übrigen Suppe. Die Klospülung erledigt den Rest. Eigentlich bin ich erleichtert, dass ich mit der orangefarbenen Soße nichts mehr zu tun haben muss.

Aber aufgeben werde ich nicht, ein Anfang ist gemacht!

Zufrieden stelle ich fest, dass meine Jeans ein ganzes Stück problemloser zugeht als vorher. Das macht Mut. Selbst meine hartnäckigen Pölsterchen sind kleinzukriegen.

Wer knackt den Saibert?

»Können wir mal mit euch reden?«

Estelle und Nick fangen Luisa und mich vor dem Klassenzimmer ab.

»Worum geht's?«

»Um den Saibert. Seine Auftritte werden immer fieser und ich finde, wir sollten was dagegen unternehmen.«

Ihre Aufgaben als Jahrgangsstufensprecherin des Erich-Kästner-Gymnasiums nimmt Estelle sehr ernst. Das weiß nicht nur ich, sondern auch die ganze KS 12. Deshalb haben wir sie gewählt. Aber etwas gegen den Saibert unternehmen? Was meint sie damit?

»Du hast es doch selbst erlebt, wie er dich an der Tafel fertiggemacht hat.«

»Na ja, war hart, aber im Prinzip hatte er doch recht. Ich habe echt nicht aufgepasst!«

»Das schon, aber ist dir noch nicht aufgefallen, dass er sich immer genau die rauspickt, die gerade keinen Durchblick haben? Fünf Leute haben sich gemeldet, aber er nimmt ausgerechnet dich dran. Das ist kein Zufall, sondern gemeine Absicht. Und der Tonfall muss doch auch nicht sein. Als ob wir in seinen Augen lauter Idioten wären.«

Stimmt. Meistens gehöre ich zu denen, die sich melden, und tatsächlich komme ich dann nie dran. Das größte Vergnügen scheint es dem Saibert zu bereiten, sich die faulen Eier herauszusuchen und sie ordentlich durch den Kakao zu schleifen. Das weiß jeder. Macht es aber nicht besser.

»Schlafen ist beim Saibert nun mal nicht, is' nix Neues!«

Luisa nickt.

Aber Estelle ist anderer Meinung. »Autorität und Strenge in allen Ehren. Aber letzte Woche ist Karin heulend aus dem Zimmer gerannt. Vor zwei Wochen war es Elke. Und selbst Bruno war vor ein paar Tagen ordentlich fertig, und der ist echt hart im Nehmen.«

Komplett unrecht hat sie nicht. So zahlreiche Bauchlandungen wie in Mathe gibt es sonst in keinem Grundkurs. Ich habe mich selbst schon oft geohrfeigt, weil ich auf den idiotischen Gedanken gekommen bin, ausgerechnet Mathe als drittes Abifach zu wählen. Bei einem Hauch von Ahnung, welcher Lehrer den Kurs übernimmt, hätte ich anders entschieden. Aber es ist Schulpolitik am Kästner, dass die Schüler vor der Wahl nicht erfahren, welcher Lehrer sie erwartet. Angeblich steht das ein Jahr vorher noch nicht fest. Eine glatte Lüge. An anderen Schulen wird das lockerer gehandhabt und die entsprechenden Lehrer rühren ordentlich die Werbetrommel für ihre Kurse. So haben es Sven, Kai und Faustus über ihr Wendrich-Gymnasium erzählt. Da könnte der Saibert lange rühren! Keine Socke würde er hinter dem Ofen hervorlocken.

»Ich finde, wir sollten ihn mal ordentlich reinrasseln lassen!«

Ein typischer Nick-Vorschlag. Etwas Zahnpasta an die Türklinke, das Auto mit Klopapier einwickeln und die Kreide verstecken.

»Dann brauchst du dich nicht wundern, dass der Saibert dich weiterhin wie ein Kleinkind behandelt, wenn du dich so aufführst«, werfe ich ihm vor.

Estelle verdreht ebenfalls die Augen. »Finde ich auch. Mit Streichen kommen wir nicht weiter. Ich bin für ein offenes Gespräch vor dem ganzen Kurs.«

»Du willst den Saibert vor den ganzen Nasen auf die Anklagebank setzen? Da dreht der doch völlig ab!«, gibt Luisa zu bedenken.

»Aber sprechen sollten wir mal mit allen. Vorstellbar, dass dabei was rauskommt.« Immerhin steht für einige meiner Mitschüler viel auf dem Spiel …

Darüber haben Luisa und ich auch gestern vor dem Film diskutiert. O-Ton Sven: »Schule soll man einfach nicht so wichtig nehmen. Wenn der Lehrer doof ist, hält man einfach die Anwesenheit im Unterricht in Grenzen. Kreative Ausnutzung von zulässigen Fehltagen nennt sich das.«

Kai hat ebenfalls schnell kapituliert. »Manche Lehrer sind so. Kann man nicht viel machen.« Wenigstens hat er so was Ähnliches wie Mitleid gezeigt und Luisa Nachhilfe angeboten. Nicht ganz uneigennützig, vermute ich.

Einzig Faustus hat sich ausführlich erzählen lassen, wie es in Saiberts Unterricht zugeht. Er hat die Stirn in Falten gelegt und mehr denn je wie der große Denker gewirkt. Immerhin hat er ein paar brauchbare Vorschläge gemacht. »Klingt nicht astrein, euer Mathelehrer. Es gibt nur zwei Möglichkeiten. Entweder ist er wirklich ein Sadist, dann hat Kai recht und man kann nicht viel machen. Jedenfalls nicht ohne Direx, Elternbeirat und dem ganzen Schnickschnack. *Oder* ...«, (dieses »Oder« dramatisch in die Länge gezogen), »er merkt selbst nicht, was er anrichtet.«

Ich bin kurz davor gewesen, ihn dumm von der Seite anzureden. So ein Blödsinn – jeder Mensch weiß doch bitte schön, was er tut.

Aber Faustus ist ganz ruhig geblieben. »Ich dachte, du hast Bio-LK und willst Medizin studieren ... Dann musst du doch von ›antrainiertem Verhalten‹ gehört haben. Stell dir vor, irgendwann, am Anfang von Herrn Saiberts Lehrerdasein, ist ihm ein Schüler schrecklich auf der Nase herumgetanzt. Dann hat er ihn auf seine Methode angepackt und es hat funktioniert. Von da an hat er es so gemacht, ohne weiteres Nachdenken oder Infragestellen.«

Sven hat gleich losgeätzt: »Unser kleiner Hobbypsychologe ... Hast du das noch von deiner Ex, der Psychotante?«

Faustus hat wütend die Lippen zusammengepresst und

wollte weiter nichts von sich geben. Aber bei mir ist die Glühbirne angesprungen.

»Antrainiertes Verhalten« – dazu habe ich in Bio wirklich schon ein paar Sachen gehört. Am Beispiel eines Hundes. Sich den Saibert mit Schäferhundschnauze vorzustellen – sensationell. Und immer wenn ein roter Ball zu Boden fällt, stürmt der Saibertköter zu seinem Fressnapf.

Ich habe Faustus den Finger zwischen die Rippen gebohrt, um ihm wieder ein Lächeln zu entlocken. »Und was schlägst du in dem Fall vor?«

Aber Faustus ist erst mal stumm geblieben. Schade, denn meistens ist es sehr brauchbar und clever, was er von sich gibt. Er ist eigentlich immer ziemlich hilfsbereit und ein prima Zuhörer. Ich bin mir schon seit einiger Zeit mit Luisa darüber einig, dass er auf der Liste von Menschen, über deren Bekanntschaft man tierisch froh sein kann, ganz weit oben liegt. Faustus ist nicht so ein Kindskopf, wie Sven und Kai es sein können, und er hat uns noch nie im Stich gelassen. Auch wenn die anderen beiden ihn dann wieder als Frauenversteher auslachen. Und in puncto Saibert könnte er verdammt richtigliegen. Hab aber selbst keine Idee gehabt, wie man dagegen ankommt, und wollte unbedingt Faustus' Meinung hören. Aber Svens Bemerkung war wohl ein ganz ordentlicher Schuss vor den Bug. Warum Sven den armen Faustus manchmal mit solchen Sticheleien piesackt? Keine Ahnung, ist mir echt schleierhaft!

Erst im Kinosaal ist Faustus zu einer Antwort bereit gewesen. Er hat mich auf den Sitz neben sich gewinkt. Weit weg von Sven mit einer Mauer aus Luisa und Kai dazwischen. Habe kurz gezögert. Einen Annährungsversuch von Sven konnte ich damit knicken. Zähneknirschend habe ich mich trotzdem neben Faustus niedergelassen. Wäre sonst aufgefallen und ich wollte Faustus nicht beleidigen.

Ich könnte immer noch grollen, wenn ich jetzt daran zurückdenke. Hoffentlich wissen meine Mitschüler zu schätzen, welches Opfer ich gebracht habe. Händchenhalten im Dunkeln mit Sven – welch ein Verzicht! Seufz!

Ein echtes Kursmeeting. Estelle hat alle informiert und zu sich eingeladen. Ihre Eltern haben ein beeindruckendes Haus mit Partykeller, in den auch mehr als die zwölf Leute reinpassen würden, die jetzt am Boden sitzen und über die Lage der Nation debattieren. Also über Saibert.

Dann stehe ich auf.

»Passt auf, ich habe gestern mit einem Kumpel über unser Problem gesprochen und er hat Folgendes vorgeschlagen: Wir sollten ein, zwei Leute finden, die nicht sofort ein rotes Tuch für den Saibert sind und die ihm in aller Ruhe unsere Sorgen mitteilen. Eine Chance ist da, dass er sich das anhört und uns ernst nimmt.«

Keiner hat eine bessere Idee. Es gibt zwar ein paar Stimmen, die gerne den Direktor einschalten würden, aber wir sind uns einig, dass die Fronten dann knallhart würden. Auf Krieg in Mathe hat niemand Lust.

»Selbst wenn sie ihm ans Knie pissen – was ich bei unserem Direx stark bezweifle –, passiert das frühestens zum nächsten Schuljahr. Bis dahin wird es Hölle. Außerdem können wir das noch versuchen, wenn Vanessas Weg nichts bringt«, sagt Estelle.

Das Ungemütliche an der Sache ist nur, dass sich alle darauf einigen, dass Estelle und ich die beiden sein sollen, die das Gespräch führen.

Estelle, weil sie sich als offizielle Vertreterin der Schülermitverwaltung anbietet, und ich, weil ich von allen die vorzeigbarsten Noten habe.

Nach der Kellersitzung wird mir erst richtig klar, auf was ich mich gerade eingelassen habe. Wie konnte ich? Auf dem Heimweg lasse ich meine Verzweiflung bei Luisa raus. »Manno, warum habe ich nicht meine Klappe gehalten? Wenn ich den erwische, der mir das eingebrockt hat.«

»Sei nicht sauer auf Faustus. Der hat sich wenigstens Mühe gegeben, uns zu helfen, im Gegensatz zu den beiden anderen Knackwürsten. Obendrein bist du die Beste für den Job!«, meint Luisa.

»Mieser Job, den will ich nicht!«

»Liest du keine Zeitung? Heutzutage muss man über jeden Job dankbar sein, den man bekommt!«

»Spar dir deinen Zynismus. Du musst es ja nicht machen. Ich hätte mich besser an Svens Rat gehalten und in Deckung bleiben sollen.«

»Genau, unser weiser Sven, der Menschenfreund!«

»Was willst du damit sagen?«

»Falls es dir noch nicht aufgefallen ist: Dein Sven ist ziemlich auf dem Egotrip. Für andere macht der keinen Finger krumm.«

»Erstens ist das nicht *mein* Sven – leider, wenn ich das mal betonen darf, konnte ich das gestern auch nicht ändern. Und zweitens hat er doch recht. Wenn's schiefgeht, wird mich der Saibert dermaßen in die Pfanne hauen!«

»Und wenn nicht?«

»Was dann?«

»Denk doch mal nach, Vanessa, du hast selbst gesagt: Eine Chance ist da, dass der Saibert uns ernst nimmt. Ich kenne dich, du glaubst daran. Sonst hättest du den Vorschlag von Faustus gar nicht weitergegeben, wärst gar nicht erst zu dem Treffen gegangen. *Du* bist eben kein Egoist, deshalb mag ich dich ja so!«

Völlig falsch liegt Luisa nicht. Als Faustus mir die Gesprächsidee im Kino erläutert hat, klang es machbar. Sofort sind mir ein paar Argumente in den Kopf geschossen. »Man«, aber doch nicht ich! Zugegeben, wenn ich mir Nick oder Bruno vorstelle, wie sie dem Lehrer gegenübertreten ... Besser nicht! Oder Luisa – bekannt für Faulheit in der letzten Tischreihe. Da der Saibert nachweislich nicht mit einem Augenaufschlag zu ködern ist, würde er meine Freundin vermutlich ziemlich schnell aushebeln. Hängen lassen kommt nicht in Betracht, also ran an die Buletten. Wenn es nicht funktioniert, kann ich Faustus immer noch erwürgen!

Nach einer unruhigen Nacht mit »Kissen-nass-Schwitzen« und »Saibert-Albträumen« trete ich mit Estelle nach dem Unterricht an das Lehrerpult.

Im Rausgehen hat der ganze Kurs mir die gedrückten oder erhobenen Daumen gezeigt. Motivationshilfe, die ich gut brauchen kann. Estelle gibt den Startschuss.

»Herr Saibert, können wir mit Ihnen reden?«

Mehr erstaunt als verärgert blickt er zu uns hoch.

»Verpassen Sie nicht den Beginn der nächsten Stunde, meine Damen? Einige Kollegen mögen das legerer sehen als ich, aber ich will nicht schuld sein, wenn Sie Ärger bekommen. Sie haben beide doch keine größeren Probleme in meinem Fach, die es dringend zu besprechen gälte.«

Den Bruchteil einer Sekunde überlege ich, ob ich eine Freistunde vorschieben soll. Ich entscheide mich dagegen. Ein schlechter Start für ein ehrliches Gespräch.

»Bitte, Herr Saibert, es ist trotzdem sehr wichtig, wir haben extra den Lehrern Bescheid geben lassen.«

Offensichtlich wirkt mein ernster Tonfall. Wortlos schiebt Herr Saibert uns ins Lehrerzimmer und serviert uns am ungestörten Konferenztisch sogar zwei Tassen Kaffee. Davon beflügelt lege ich los. Wie von selbst sprudeln die lang überlegten Worte aus mir heraus. Estelle ist nur noch stumme Unterstützung. Ich schildere die Sorgen und Ängste meiner Mitschüler und denke dabei an Faustus' Rat: »Ihr müsst sein Herz erreichen. Selbst ein so harter Brocken wie euer Saibert hat eines. Appelliert an seine Lehrerehre, dann habt ihr ihn.«

»Sehen Sie, Herr Saibert, wir alle wollen unbedingt unser Abi schaffen, auch wenn manche von uns keine Mathegenies sind. Aber wir haben alle unsere Wünsche und Träume, was wir danach machen wollen. Klar gibt es manchmal Tage, an denen wir nicht mit voller Kraft dabei sind. Vielleicht weil eine Englischklausur ansteht oder die Eltern krank sind …«

»Oder die Sonne scheint!«

Ich lasse mich von Saiberts Einwurf nicht beirren.

»Auch das. Nur wenn Sie uns dann total fertigmachen, bekommen die Leute Angst, und wer Angst hat, sitzt vor Matheaufgaben wie der Ochs vorm Berg. Dann geht gar nichts mehr rein in den Kopf. Der Misserfolg fürs nächste Mal ist vorprogrammiert! Können Sie uns nicht ein bisschen mehr helfen?«

»Sie haben Angst vor mir?«

Estelle und ich nicken heftig. Unser Lehrer verfällt in tiefes Schweigen. Ein gutes oder schlechtes Signal?

»Ich lasse mir Ihren kleinen Vortrag durch den Kopf gehen, Vanessa!«

Damit sind wir entlassen. Noch ein bisschen betäubt stehe ich im Flur und höre Estelle sagen: »Du warst einsame Spitze!«

»Ich weiß nicht … Meinst du, es hat was gebracht?« Ich glaub ja nicht.

Estelle zuckt mit den Schultern. »Keine Ahnung, aber wenn nicht, dann täuscht sich dein Freund und der Saibert hat doch ein Herz aus Stein!«

Die Lobeshymnen, die Estelle verbreitet, müssen gewaltig sein. In den folgenden Tagen kommen Leute auf mich zu, die ich bislang höchstens vom Sehen kannte, und klopfen mir auf die Schulter oder lassen ein »Gut gemacht!« vom Stapel. Mein Ruhm steigert sich noch, als Herr Saibert vor der nächsten Mathestunde eine kurze Erklärung abgibt. Er spricht von gegenseitigem Vertrauen und sagt uns Schülern jedwede Unterstützung bis zur Abiturprüfung zu. Streng werde er weiterhin sein, aber Angst bräuchte niemand vor ihm zu haben. Es ist keine Hundertachtzig-Grad-Wende, die er hinlegt, aber bis zum Ende des Jahres wird auch kein Schüler mehr heulend aus seinem Unterricht laufen, da bin ich mir sicher.

Mitten in diesem Hochgefühl ruft Faustus bei mir an und erkundigt sich, wie es gelaufen ist.

»Genial, der Saibert hat einen Gang zurückgeschaltet und du bist mit deinen Tipps der heimliche Held an unserer Schule!«

»Klasse, das freut mich für euch. Vielleicht hättest du, ich meine natürlich ihr, äh, also nur, wenn euch so was interessiert …«

»Rück schon raus, was soll uns interessieren?«

»Ich dachte, wenn ihr mal erleben wollt, wie es an anderen Schulen so zugeht – unsere Theater-AG macht eine Aufführung. Ist aber nicht schlimm, wenn euch das zu öde ist!«

»Spielst du mit?«

»Ähm, um ehrlich zu sein – ja!«

»Dann ist uns das keinesfalls zu langweilig. Is' doch spannend, den Star auf der Bühne persönlich zu kennen!«

»Star nicht gerade und Shakespeare ist nicht jedermanns Sache, also …«

»Stell dich nicht so an, über Shakespeare habe ich gerade ein Referat gehalten und Kai und Sven werden dich doch sicher auch unterstützen.«

»Denke schon.«

»Siehste, dann können wir ja nicht fehlen!«

Warum Faustus bloß so einen Eiertanz aus der Einladung macht … Ob er Panik hat, Luisa und ich könnten die Schauspielerei doof finden?

Im Theater war ich zuletzt als Kind und Shakespeare-Stücke werden kaum mit *Hänsel und Gretel* vergleichbar sein, aber schließlich schulde ich Faustus für seine Hilfe was. Außerdem ist es doch selbstverständlich, dass wir einen guten Freund bei seinem Auftritt sehen wollen. Wäre auch Pflicht, wenn er mit seiner Akkordeongruppe im Musikantenstadel auftreten würde. Ich muss allerdings zugeben, erleichtert zu sein, dass es nicht in diese Richtung geht. Theater könnte sogar spannend werden. Und überhaupt – Sven wird da sein, da spielt das Drumrum keine Rolle. Ach, Sven … Ab und zu blickt er in meine Augen. Oder legt spaßeshalber seinen Arm um meine Schulter. Dann bin ich fast sicher, dass er mich mag. Aber er küsst mich nicht richtig und hat noch nie direkt bei mir angerufen. Abwarten!

Meine gute Laune ist durch nichts kleinzukriegen.

Bis ...

Gerade erzähle ich Luisa von Faustus' Einladung, als ein Trupp Siebtklässler an uns vorbeitrippelt. Gefesselt deuten sie in unsere Richtung und tuscheln. Dann höre ich deutlich eines der Mädchen fragen: »Welche von den beiden hat dem Saibert die Meinung gegeigt? Die Dicke oder die andere?«

Stocksteif stehe ich da.

Vorsicht: Diätfalle

Die Musik auf volle Dröhnung. In meinem Kopf schwirrt nur ein Wort:

dick, dick, dick, dick, dick, dick, dick, dick,
dick, dick, dick, dick, dick, dick, dick, dick,
dick, dick, dick, dick, dick, dick, dick, dick,
dick, dick, dick, dick, dick, dick, dick, dick …

Was nützt mir Luisas Trost: »Kinder haben keine Ahnung!« Heißt es nicht: »Kinder und Betrunkene sagen die Wahrheit«!? Weggeblasen die Wölkchen, auf denen ich die letzten Tage geschwebt bin. Ein einziger, eisiger Windstoß hat genügt.

Es wird Zeit für härtere Geschütze. Eine erneute Nulldiät hat Luisa verboten. Wenn ich ehrlich bin, habe ich selbst keinen Bock drauf. Vor allem weil der Triumph ziemlich schnell dahingeschmolzen ist. Schon ein paar Tage später zeigte die Waage unerbittlich das Ausgangsgewicht. Umsonst, die elende Plackerei! Alles nur Wasser und fehlender Mageninhalt. Obwohl ich mir weiterhin Schokolade & Co verkniffen hab. Gab es nicht sogar eine »Schokoladen-Diät«? Das wäre doch was für mich – naschen und gleichzeitig abnehmen. In Schokolade sind Glücklichmacher drin, davon bin ich überzeugt. Deshalb ist es ja so hart, darauf zu verzichten. Als Diät jeden Tag Schoki – glücklich und schlank, das hört sich verführerisch an!

Internetsurfen – Projekt »Immer noch weg mit dem Speck« – Klappe, die zweite:

Kaum zu glauben – es gibt sie:

Frühstück: Schokolade
Pause: Schokolade
Mittagessen: Schokolade
Nachmittag: Schokolade
Abendessen: Schokolade

Schon bei der Vorstellung wird mir kotzübel. Ich liebe die braunen Riegel über alles und habe oft genug Heißhunger darauf. Aber *ausschließlich* das klebrige Zeug? Das habe ich mir ein bisschen anders vorgestellt. Dagegen kassiert sogar meine Gemüsebrühe einen Michelin-Stern. Gesund kann der Spaß auch nicht sein. Der einzige Vorteil könnte darin liegen, dass man in seinem ganzen Leben nie wieder an Süßigkeiten denken wird, ohne sie mit Brechreiz zu verbinden. Ostern als Spießrutenlauf zwischen Nugateiern und Schokohasen. Wäre jammerschade! Außerdem zweifele ich daran, dass man auf die Tour wirklich abnehmen kann. Es sei denn, man hat so die Schnauze voll, dass man sich das Essen komplett abgewöhnt. Aber den Misserfolg bei Nulldiät kenne ich schon. Ist vorprogrammiert.

Deshalb: Schoko-Albtraum – abgelehnt!

Auf der Suche nach sinnvollen Alternativen beschließe ich den Zeitungshändler meines Vertrauens zurate zu ziehen. Abnehmen muss doch ein Thema sein, bei dem alle Frauenzeitschriften begeistert »Hier!« schreien. Das A-Thema für Auflagensteigerung ins Unermessliche. Ich habe mich nicht getäuscht. Kunterbunt und in Hochglanz wirbt eine ganze Batterie von Heften mit den neuesten Wunderwaffen gegen Fettpolster. Diäten rangieren sogar noch vor der Faltenbekämpfung und den ultimativen Tricks, wie man den richtigen Mann sich angelt / behält / zur Heirat zwingt / wieder loswird.

Ich habe die Qual der Wahl. Am besten schlage ich gleich zwei Fliegen mit einer Klappe, denn ein paar weise Ratschläge in Richtung Eroberung können auch nicht schaden. Die Gesichtsrenovierung hat dafür noch etwas Zeit. Die Bekämpfung von vermeintlichen Krähenfüßen plagt nur Mama, und die kann sich ihre eigenen Ratgeber kaufen, wenn die Tiegelchen im Badezimmer nicht mehr reichen sollten.

Die vielversprechendsten Illustrierten verteile ich im Halbkreis auf meinem Bett, kneife die Augen zu und tippe blind. Surprise, Surprise!

Ein Flop, wie sich herausstellt, denn anstatt eine geeignete Schlankheitskur für mich bereitzuhalten, warnt das

Blättchen eindringlich vor den gesundheitlichen Risiken mancher Diät.

Viel Eiweiß und Fett, keine Kohlenhydrate und kaum Vitamine führen, wie jede einseitige Ernährung, zu erheblichen Mangelerscheinungen, daher ist sehr dringend von solchen Wunder-Kuren abzuraten.

Schön und gut, so weit war ich auch schon, aber was ratet ihr mir dann?

Unzufriedener Griff zum nächsten Blättchen. Stichwort »Trennkost«. Schon besser. Kohlenhydratreiche Lebensmittel dürfen nicht mit eiweißreichen in einer Mahlzeit kombiniert werden, weil beides zusammen angeblich schwerer verdaulich ist. Kein Zucker, wenig Fett – ansonsten kein Hungern.

Perfekt, esse ich eben mittags Fleisch und erst am Abend die Nudeln. Das kann nicht so schwer sein und wenn es gesünder ist, spielt bestimmt auch Mama mit!

Zuerst runzelt meine Mutter die Stirn. »Du weißt, ich halte nichts von Diäten, Vanessa. Schon gar nicht in deinem Alter.«

»Och bitte, Mama, das ist doch keine richtige Diät, sondern nur so eine Art Ernährungsumstellung. Lass es uns versuchen!«

»Dann muss ich mir ja vor jedem Kochen überlegen, was ich zusammenschmeißen darf …«

»Is' doch eine prima Übung für Bio!«

Mama lacht, bis ihre Frisur wackelt. »Wenn das auch für die Schule hilft, können wir wohl nicht anders!« Sie guckt auf ihren eigenen kleinen Kugelbauch. »Schaden kann es mir auch nicht. Aber es wird nicht übertrieben, hörst du! Du bist noch im Wachstum und brauchst eine anständige Grundlage für die Konzentration in der Schule. Und wenn Omi uns zum Sonntagsbraten einlädt, wird nicht gestreikt! Sie gibt sich immer so viel Mühe.«

In diesem Moment hätte ich alles versprochen. Außerdem kann man mit Omi reden. Für ihre Lieblingsenkelin kocht sie sicher in nächster Zeit gerne Gemüse pur statt Fleisch mit Reispampe. Muss Mama ja nicht mitkriegen.

Prinzip verstanden – Ausführung schwierig.

Es ruft verzweifelt aus der Küche: »Vanessa – sind Kartoffeln Kohlenhydrate oder Eiweiß?«

»Ko... äh Ei...«, will ich zurückbrüllen.

Ich stutze. Genau genommen ist in der Sättigungsbeilage beides, wenn ich mich nicht irre. Heißt das, besser nicht essen? Her mit der Liste aus dem Heftchen. Mit dem Finger fahre ich die Zeilen entlang. O. k., alles klar – Kohlenhydrate! Aber wie soll das dann gehen, wenn auch Eiweiß drin ist? Angeblich ist der Clou die getrennte Verdauung, aber das geht hier gar nicht. Wieder eine Mogelpackung?

Nicht ganz – nach vierzehn Tagen nimmt Mama tatsächlich ab. Nicht sensationell viel – aber der neue Rock vom letzten Sommer passt wieder. Bei mir bleibt die Waage stur. Ekelhaftes Ding! Mehr als ein halbes Kilo will sie nicht ausspucken, und das sieht man gar nicht. Und deshalb verzichte ich auf Nudeln mit Hackfleischsauce? Ich merke, wie mir beim bloßen Gedanken daran das Wasser im Mund zusammenläuft. Schon wahr, man darf fast alles essen, aber viele Lieblingsgerichte fallen aus, wegen unerwünschter Kombi. Was soll's, Fisch und Salat sind auch lecker und andere Diäten bringen sehr viel mehr Verzicht und Qualen mit sich.

Ein richtiger Experte bin ich auf diesem Gebiet. Sollten in der Abiprüfung Fragen zu dem Thema drankommen, sind mir fünfzehn Punkte sicher. Auch mit dem Jo-Jo-Effekt und seinen Freunden kenne ich mich jetzt aus. Ich habe gelernt, dauerhafte Umstellung der Ernährung ist das einzig Sinnvolle. Blitzdiäten lassen zwar die Pfunde purzeln, aber sobald man sie beendet, jubeln die Fettreserven mehr als vorher und verdoppeln und vermehren sich. Wie Mäuse nach einer Hungersnot.

Mehr Gemüse, weniger Fett, nichts gänzlich weglassen, um Heißhungergelüste zu vermeiden, aber alles in Maßen.

Na toll, ich bin Diät-Päpstin, könnte ganze Vortragshallen füllen, aber meine Oberschenkel passen immer noch nicht in eine normale Jeans!

Das zehnte Trennkost-Gebot (ja, ja, die Zehn Gebote gelten auch für Abnehmende!) fällt mir ein: *Du sollst Geduld haben!*

Böses Foul! Geduld kann nur haben, wem die Zeit und die Liebe nicht im Nacken sitzen. Wie lange denn noch? Die zwei Wochen, die ich schon durchhalte, kommen mir wie zwei Monate vor.

Letzte Woche habe ich die Junkfood-Schlacht der anderen nur mit einem Salat beehrt. Zur Vorsicht ohne Dressing, weil ich befürchtet habe, dass das große M ordentlich Zucker in seine Soßen kippt. Sven und Kai waren beschäftigt mit ihrem dritten und vierten Hamburger und dem Kampf um die Pommesmeisterschaft. Luisa weiß Bescheid und wundert sich längst nicht mehr über die Obstberge und geschabten Mohrrübenmassen, die ich in der Pause ankarre. Nur Feinschmecker Faustus hat gestänkert: »Hast du deine Verwandtschaft mit den Kaninchen entdeckt?«

»Sehr richtig, Rohkost schmeckt mir einfach besser!« Ich habe ihn mit »Hasenzähnchen« angegrinst und beherzt in ein Salatblatt gebissen. Mann, hat das öde geschmeckt! Lächeln, nichts anmerken lassen, keine öffentlichen Diskussionen.

Wenn Faustus bloß nicht ständig draufrumreiten würde … »Wäre nichts für mich!«, sein Kommentar.

»Hast *du* auch nicht nötig!«

Warum kann mich dieser Mensch mit seinem Versorgungstick nicht einfach in Ruhe lassen? Sven hält mir doch auch nicht dauernd ein Häppchen unter die Nase, um mich zusätzlich in Versuchung zu führen. Galant geht er über meine Abnehmbemühungen hinweg. Freut sich vielleicht schon auf das Ergebnis. Sehr rücksichtsvoll. Luisa ist allerdings anderer Meinung. Seit der Schulsache hat Sven sein Ansehen bei ihr eingebüßt.

»Jede Wette, der merkt es gar nicht, wie du dich abstrampelst? Hauptsache, sein Teller ist voll. Links und rechts gucken ist nicht gerade seine Stärke.«

Glaube ich nicht. Überhaupt: Sven und sein strahlendes Lächeln. Die Schmetterlinge, die in meinem Bauch rumflattern, wenn ich an ihn denke, vertreiben jedes Hungergefühl und wirken wie Durchhalteparolen. Prima für ihn, dass er alles futtern kann, was er will, und trotzdem aussieht wie aus einem Männermagazin geklettert. Bald wird er sich mit mir an seiner Seite nicht mehr schämen müssen! Nichts kann so lecker schmecken, dass eine schlanke Figur nicht besser wäre. Geduld, Geduld!

In meinen Träumen sehe ich mich und Sven über eine Wiese laufen. Hand in Hand. Die Bienen summen, die Blumen blühen. Es riecht nach Sommer. Er rennt ziemlich schnell. Konditionsvorsprung. Ich komme kaum hinterher. Meine Hand gleitet aus seiner, ich bleibe weit zurück. Schnaufe und ächze, während er weiter voranstürmt. Er tänzelt um den Picknick-Korb in der Mitte. Nascht an einer Salamischeibe. Endlich bin ich auch da, Sven hat alles aufgegessen und lacht mich aus.

Problemzonen-Training

Das achte Gebot: *Sport*! Hätte mir früher einfallen können. Das bisschen Radfahren zur Schule und am Nachmittag und Schwimmen als reine Freizeitbeschäftigung reichen einfach nicht. Deshalb purzeln keine Kilos.

»Luisa, wo ist das nächste Fitnessstudio?«

»Schnappst du jetzt komplett über?«

»Im Gegenteil, das ist überfällig. Kommst du mit?«

»Ich kann dich schließlich nicht allein lassen!«

Noch am gleichen Nachmittag betreten wir beide die Hochburg der Körperertüchtigung. Ein Anruf hat genügt, um uns einen Termin für ein Probetraining zu verschaffen. Kostenlos und unverbindlich, versteht sich.

Einfach nur gucken kommen, sähe man nicht so arg gerne, denn es wäre ein persönliches Anliegen des Fitness-Tempels, Neuankömmlingen geschultes Fachpersonal an die Seite zu stellen, um von Anfang an Trainingsfehler zu vermeiden.

Schon am Empfangstresen, der hier beschönigend »Sports-Bar« genannt wird, ist mir klar, dass ich im Begriff bin, in eine neue Dimension einzutauchen. Es gibt nicht einfach Getränke, sondern Energy-Drinks, Fatburner-Ampullen, Power-Riegel, Protein-Shakes, Bodyshaper-Pulver und jede Menge andere Produkte in Knallblau, Leuchtendorange oder Sonnengelb, die einem gestählten Körper keinesfalls vorenthalten werden dürfen.

Zur Begrüßung reicht uns »Betreuerin Heidi«, wie ein Schildchen verrät, mit langen, roten Fingernägeln ein isotonisches Tränklein. Schmeckt wie sehr künstliche Zitronenlimo, aber hilft bestimmt. Die Muskeln fangen augenblicklich an zu sprießen. Noch bevor die Gläser leer sind, erscheint Dieter, unser Trainer. Er freut sich so, dass wir hier sind, und wird gerne einen ganz individuellen Trainingsplan für uns zusammenstellen.

»Fangen wir an mit der Zielermittlung. Ich nehme an, Problemzonentraining für dich?«

Er nickt in meine Richtung und ich muss schlucken. Profiblick, das muss man ihm lassen!

»Und für dich Totalaufbau?«

Luisas Gesicht spricht Bände – Problemzonentraining klingt schon wenig schmeichelhaft, aber Totalaufbau ... Das Grinsen vergeht mir gleich wieder, als Dieter zur Körperfettmessung schreitet. Klingt ultrafies! Mit einer Zange zwickt er meine Haut am Oberarm ein. Überraschenderweise ist Luisas Körperfettanteil höher als meiner.

»Die Messung zeigt euer Verhältnis von Fett- zu Muskelgewebe und damit euren Fitnessgrad. Du hast bisher kaum Sport getrieben, Luisa. Und du etwas zu wenig, Vanessa. Wir werden das ändern!«

Ich habe kaum Zeit, die Informationen zu verdauen, denn ich werde neben Luisa auf ein Fahrrad gescheucht. Zehn Minuten aufwärmen, sonst kommt's zu Zerrungen. Schon nach der Hälfte der Zeit bin ich klatschnass geschwitzt und höre Luisa neben mir schnaufen wie ein Walross zur Brunftzeit. Trotz der überlauten Musikbeschallung von der Videoleinwand vor uns. Die heißesten Hits und Songs, die zum Strampeln animieren sollen.

Bum, chaka, chaka, bum, chaka, chaka!

Wenn das erst der Anfang war …

Das Cornetto (wie ich Dieter im Geheimen wegen der extrem breiten Schultern und der schmalen Hüften getauft habe) wiegt bedenklich den Kopf hin und her, als er die Herzfrequenzwerte von uns beiden vom Gerät abliest.

»Höchste Zeit, wirklich höchste Zeit!«

Wir treten ein in das Reich der Foltergeräte und Streckbankverschnitte. Ehe ich mich recht versehe, liege ich mit angewinkelten Schenkeln platt auf dem Rücken und soll versuchen die Beine fast durchzustrecken. Ich drücke und drücke. Bestimmt habe ich schon einen ganz roten Schädel vor lauter Anstrengung. Leider bewegt sich das Gerät keinen Millimeter in irgendeine Richtung. Wortlos nimmt Dieter zwei der schwarzen Gewichtscheiben vom Stapel. Mit einiger Mühe gelingt es jetzt. Zwölf Wiederholungen zum »Aufwärmen«. Dann – weil's so schön war – mit leichter Gewichtserhöhung gleich noch mal, so viel ich schaffe. »Beinpresse« heißt das Teil – wie passend!

Luisa macht um keinen Deut eine bessere Figur. Wie

ein nasser Sack hängt sie am Lat-Zug und versucht die Stange zu sich nach unten zu ziehen.

»Nur mit den Armmuskeln, nicht mit dem ganzen Körpergewicht«, korrigiert das Cornetto sanft und entfernt gleich drei Gewichte.

Fasziniert sehe ich mich um. Es kann unmöglich Leute geben, die ernsthaft diese Massen stemmen können. Doch, gibt es. Neben mir lagern zwei Männer auf der Hantelbank und wuchten fernsehreif fast hundert Kilo. Die Oberarme aufgepumpt wie bei Sylvester Stallone in seinen besten Tagen. Die Haut sieht aus, als würde sie gleich platzen, sogar einzelne Adern treten hervor. Ich stelle mir vor, wie ich mit solchen Armen rüberkäme. Hilfe! Schnell wende ich mich im Flüsterton an mein persönliches Helferlein: »So will ich bitte nicht aussehen! Mit Stiernacken und Aufblasmuskeln!«

Zum ersten Mal, seit wir hier sind, verschwindet Dieters sachliches Pokerface und er grinst mich breit an. »Keine Sorge, junge Dame, wirst du nicht. Wahrscheinlich nicht mal, wenn du es darauf anlegen würdest. Dein Programm zielt mehr auf Ausdauer und Bauch-Beine-Po.«

Den würdigen Abschluss bilden je fünfzehn Minuten Laufband und Crosstrainer. Ich befürchte ernsthaft, jeden Moment herunterzufallen. Meine Beine und Arme sind ganz heiß und ich habe das Gefühl, zum ersten Mal in meinem Leben zu spüren, wie das Blut durch meine Adern strömt. Hier vorne, bei den Ausdauergeräten, ist der Frauenanteil wesentlich höher als bei den Wuchtmaschinen. Locker-flockig steppen sie um die Wette in ihren knappen Hotpants und Bra-Tops. Ein paar Damen haben sich sogar ein Bändchen oder einen schmalen Gürtel um die Taille geschnallt, um jeden schwindenden Zentimeter zu demonstrieren. In meiner weiten Jogginghose und dem flatternden T-Shirt komme ich mir reichlich underdressed vor. Ich ernte einige Blicke von mitleidig bis abfällig. Das Modediktat macht auch vor der Sportbranche nicht halt.

Ich bin froh, als mir endlich die Flucht unter die Dusche gelingt.

»Ich wette, wir dürfen hier gar nicht mitmachen, so wie wir gerade vom Crosser gekippt sind.«

Luisa widerspricht: »Jede Wette dagegen, der hat uns doch absichtlich so fertiggemacht, damit wir erkennen, wie dringend wir an unserer Fitness arbeiten müssen. Leichtes Spiel für den Vertragsabschluss!«

»Da muss er sich noch gedulden. Ich will gar nicht mehr raus aus der Dusche. Es gibt keinen Knochen, den ich nicht spüre!«

»Dito!«

Lediglich im Schneckentempo schaffe ich es, mich abzutrocknen. Luisa kämpft zur selben Zeit damit, ihren linken Fuß auch nur leicht anzuheben, um ihre Socke darüberzustülpen. Zum Schluss setzt sie sich einfach auf den Boden.

»Ich stehe nie wieder auf!«

Ich hocke mich neben sie.

»Sitzen, geil! Gab es nicht sogar einen Ruheraum mit Liegen?«

»Zu weit weg!«

»Sauna, Dampfbad, Whirlpool?«

»Dann müsste ich meinen Strumpf wieder ausziehen. Zu anstrengend!«

Eine Frau mittleren Alters, gertenschlank natürlich, betritt die Umkleide. Ich habe sie vorhin auf dem Laufband gesehen. Etwas verschwitzt, aber immer noch mit federnden Schritten kommt sie auf uns zu.

»Zum ersten Mal hier?«

Zu schlaff, um zu antworten, nicke ich nur.

»Das wird besser, ihr werdet sehen!«

Sie trippelt unter die Dusche davon.

»Ich glaube ihr kein Wort!

Ächzend hievt Luisa sich hoch und zwingt sich in die Klamotten.

»Du willst nicht weitermachen?«, frage ich sie.

»Hm.«

Dieter stellt dieselbe Frage. Obwohl – eine Frage ist es eigentlich nicht. Er scheint eher davon auszugehen, dass wir trainieren werden. Zweimal die Woche, mindestens, schlägt er vor und reicht uns unsere Übungspläne nebst Vertragsformular. Die Wette hätte Luisa gewonnen.

Luisa sagt: »Ich weiß noch nicht so recht …«, und steckt ihre Nase in die Papiere. Ich fange ebenfalls an zu lesen. Verflucht klein gedruckt, den Augentest gibt es also kostenlos dazu. Unruhig trommelt Dieter mit dem Kuli auf den Tisch, als Luisa neben mir hochfährt und brüllt: »Sechzig Euro! Ich soll sechzig Steine im Monat dafür zahlen, dass ich mich martern darf? Und ein verbindlicher Jahresvertrag ist es außerdem noch!«

»Wenn du dir das ausrechnest, sind das nicht mal acht Euro pro Besuch. Billiger als Kino und du bekommst auch noch unser Wellnessangebot, die Fit-for-life-Kurse …«

»Nicht mit uns!«

Ich merke Luisas Entrüstung deutlich. Der Preis kommt mir ebenfalls happig vor. Meine Gedanken fliegen zu Sven. Sven, der auf der Wiese vor mir wegrennt. Sven, der jede Cola für mich zahlen muss, weil das Fitnessstudio alles Geld auffrisst.

»Die ersten drei Monate sind im Moment gratis, wenn ihr noch heute abschließt.« Dieter kämpft unbeirrt weiter. Bei Luisa kriegt er keinen Fuß in die Tür, aber ich schwanke. Sven läuft den Marathon, Geldscheine bekommen Flügel und flattern gackernd um meinen Kopf.

Listig sieht Dieter mich an. »Ich kann dir eine einmalige Schnupperwoche für zehn Euro einräumen. Die Drei-Monate-Gratisoption entfällt dann allerdings!«

Gewonnen! Ich hänge am Haken. Fitness auf Probe ist genau das Richtige.

Draußen schüttelt Luisa nur den Kopf. »Bist du des Wahnsinns fette Beute? Der wollte dich nur ködern!«

»Ich weiß, aber einen Versuch ist es wert!

So sicher bin ich mir am nächsten Tag nicht mehr. Als der Wecker scheppert, will ich mich aufrichten. Ein Schmerz durchzuckt meine Glieder. Ich sinke zurück. Jede Faser tut weh. Unmöglich, heute das Bett zu verlassen. Waren meine Arme und Beine schon immer so schwer?

Mama ruft: »Frühstück!«

Stöhnend rolle ich mich zur Seite und lasse mich vorsichtig aus dem Bett gleiten. Auf allen vieren robbe ich ins Badezimmer. Welch würdevoller Auftritt! Gut, dass niemand mich sehen kann. Selbst Zähneputzen wird zur Schwerstarbeit.

Keine Ahnung, wie ich es dann doch in die Schule geschafft habe. Luisa krümmt sich neben mir, den Kopf auf die Arme gelegt.

»Mir tun Muskeln weh, von denen ich gar nicht wusste, dass ich sie habe!«

»Mir auch!«

»Und du willst da wirklich wieder hin?«

»Sicher nicht heute!«

Zwei geschlagene Tage dauert es, bis ich überhaupt wieder an den Begriff »Sport« denken kann, ohne zusammenzuzucken. Wertvolle Zeit meiner Schnupperwoche. Wenigstens ein paar von diesen Kursen will ich mir noch anschauen, damit es sich irgendwie lohnt.

Zur Motivation packe ich die *Helden* in meinen iPod und ziehe los.

Ich muss es einfach schaffen!

Mein Mut schwindet, als ich den Ausdauerraum betrete. In Reih und Glied hat sich die fitnesssüchtige Damenwelt versammelt und ich falle mit meiner ausgeleierten Hose wieder auf wie der berüchtigte bunte Hund.

Eigentlich wollte ich Thai Bo besuchen, weil ich neulich darüber einen Bericht im Fernsehen gesehen habe. Alle Hollywood-Stars schwören auf diese Schattenboxen-Variante mit Aerobic-Elementen. Sieht auch ganz faszinierend aus, wie die Meute mit wildem Kampfgeschrei und geballten Fäusten Beinkicks in die Luft setzt. Aber die Empfangs-Heidi rät mir ab.

»Is' ein Fortgeschrittenenkurs mit ziemlich anspruchsvollen Schrittkombis. Nimm lieber das Work-out für Anfänger oder komm morgen zum Fat-Killer!«

Der »Specktöter« wäre was für mich, aber nachdem ich mich schon aufgerafft habe, will ich meinen Ehrgeiz nicht auf den nächsten Tag verschieben.

Also Work-out.

Im leichten Trab erscheint die Trainerin Maja. Sie brüllt: »Seid ihr fit?«

»Jawohl!« – »Ja!« – »Ja!«

Alle setzen zum zackigen Laufschritt auf der Stelle an. Maja schreit Kommandos in einer Lautstärke, die jedem Feldwebel zur Ehre gereichen würde.

»Crunches! Noch 10 und 9 und 8 und 7 und 6 ...«

Der Muskelkater für morgen meldet sich bereits an. Verzweifelt versuche ich mitzukommen. Zack, zack, die nächste Übung, und 5 und 4 ... Ich scheine die einzige blutige Anfängerin zu sein. Wie soll ich das komische Gummiband noch mal halten?

»Keine Müdigkeit da hinten! Noch 3 und 2 …«

Wusch, schnalzt das Ding meiner linken Nachbarin ans Bein. Die lässt sich nicht aus dem Konzept bringen.

»… und 1 und Wechsel auf links und 10 und …«

Ich versuche noch den Knoten in meinen Beinen zu entwirren, als alle schon wieder auf ihren Matten liegen. Maja wertet das als Aufforderung, meine Arme festzuhalten, während ich meinen Po in die Höhe schwingen soll.

»… und 9 und 8 …«

Wenn sie weiter so in mein Ohr grölt, bin ich bald taub!

Nächste Übung. Im Kreuzschritt stemme ich die beiden Kurzhanteln und gebe mir redlich Mühe, nicht erneut meine Nachbarin damit zu traktieren. Erst beim Cooldown kehrt etwas gemäßigte Geschwindigkeit ein.

Majas Befehl: »Tief durchatmen, den Körper spüren!«

Das tue ich, und wie!

Applaus, Applaus und der Zauber ist vorbei.

Maja ist noch fit für die nächste Stunde gleich im Anschluss. Ich nicht. Auf Pilates zur Entspannung kann ich pfeifen.

»Na, konnten wir dich schon überzeugen?«, strahlt Dieter mich auf dem Weg zur Umkleide an.

»Eher nicht!«

Um diesmal der Bewegungslosigkeit am Folgetag zu entgehen, entschließe ich mich, die ungemütlichen Sammelduschen auszulassen und lieber daheim in der Badewanne zu relaxen. Genüsslich lasse ich mich in Mamas Rosenschaum gleiten. Leises Gedudel im Hintergrund, das Licht gedimmt – so lässt es sich aushalten.

Mit geschlossenen Augen fange ich an zu überlegen.

Ein Vermögen für wahlweise Militärdrill oder Geräteknechtung kommt nicht in Betracht. Dessen ungeachtet ist die Sportidee immer noch gut. Und eines habe ich in der Muckibude immerhin gelernt – beim Fettabbau hilft Ausdauertraining. Leider erreicht man das nicht durch Suhlen in der Wanne.

Schade eigentlich, darin wäre ich spitze.

Ich puste in die Schaumberge.

Eine kostenlose Alternative dürfte nicht so schwer zu finden sein. Es ist Sommer und jeder Stadtpark steht als Trainingsfläche zur Verfügung. Radfahren macht mir Spaß, aber für den richtigen Trainingseffekt müsste ich vermutlich fünfmal das Grün durchqueren und dabei im Affenzahn ein paar Spaziergänger umnieten. Die Leute mit den Stöcken fallen mir ein. Nordic Walking – voll im Trend, gesund und verbraucht jede Menge Kalorien. Wenn die Stecken allerdings genauso teuer sind wie das Teleskopteil, das wir Omi letztes Weihnachten als Gehhilfe geschenkt haben, dann Prost Mahlzeit! Wie wäre es mit normalem Laufen? Wie im Fitnessstudio auf dem Laufband, nur eben in der freien Natur. Turnschuhe habe ich und mehr braucht man dafür nicht. That's it! Vor lauter Aufregung werde ich ganz zapplig und halte es nicht länger im wohlig warmen Wasser aus. Ich greife nach meinem Flauschhandtuch und springe darin eingehüllt zum Telefon.

»Luisa, ich habe die Lösung. Wir laufen im Park.«

»Du gibst wohl nie auf.«

»Is' doch *die* Idee, eine halbe Stunde vor der Schule …«

»Morgens!? Tickst du noch richtig? Du erwartest nicht ernsthaft, dass ich früher aufstehe? Wenn es nach mir ginge, sollte der Unterricht sowieso nicht vor neun anfangen oder besser zehn.«

»Dann musst du dich halt aufraffen.«

»Ich denke nicht im Traum daran!«

»Wir könnten auch mittags …«

»In der prallen Hitze, wenn andere sich gemütlich im Freibad räkeln!?«

»Du willst dich nur drücken!«

»Gut erkannt. Schinde du dich, so viel du lustig bist. Ich will nicht um jeden Preis abnehmen, und das müsstest du auch nicht, wenn du endlich die Augen aufmachen würdest!«

»Was soll das nun wieder heißen?«

»Kannst ja auf deinen Lauftouren mal in Ruhe drüber nachdenken!«

Angesäuert lege ich auf. Luisa kann bleiben, wo der Pfeffer wächst, das tangiert mich gar nicht. Ich werde es auch allein schaffen. Zugegeben, zu zweit hätte es mehr

Spaß gemacht, aber jetzt muss ich wenigstens zeitmäßig auf niemanden Rücksicht nehmen. Die merkwürdigen Andeutungen hätte sich Luisa sparen können, alles nur Ablenkungsmanöver, weil sie keinen Bock hat. Sie könnte wenigstens dazu stehen, Faulpelzin, die sie ist.

Unbarmherzig werde ich um halb sechs geweckt. Wer diese Höllenmaschinen für den Nachttisch erfunden hat, gehört an den Zehen aufgehängt, geteert, gefedert und durch die Straßen geschleift! Erbarmungslos dresche ich auf den Störenfried ein, bis mir einfällt, was ich vorhabe. Ein leichtes Ziehen macht mir klar, dass das gestrige Work-out, aller Gegenmaßnahmen zum Trotz, seine Spuren hinterlassen hat. Sch... mutz! Start verschieben? Schon am ersten Tag – geht gar nicht! Den Triumph gönne ich vor allem Luisa nicht. Ich hangle verschlafen nach meiner Hose und den Turnschuhen. Schlauerweise habe ich beides gestern Abend schon hergerichtet.

Vor der Haustür bleibe ich erst mal ratlos stehen. Soll ich einfach so losrennen? Dann bin ich am Park schon schlapp. Erst gemütlich da hinspazieren sieht aber auch komisch aus, in voller Montur. Verblüffend, wie viele Menschen um die Zeit schon unterwegs sind. Mit dem Zeitungsausträger und dem ein oder anderen Bettflüchtigen habe ich gerechnet, aber es herrscht ordentlich Betrieb. Aktentaschenträger hekteln zu ihren Autos. Wahrscheinlich sammeln sie durch ihre zeitige Anwesenheit Schleimpunkte beim Chef. Hupkonzerte tun die gereizte

Laune der Fahrer kund. Im Supermarkt wuseln die Angestellten durch die Regalreihen, damit sie für den ersten Ansturm der Käufer gewappnet sind. »Coffee to go« ist heiß begehrt, um den Körper auf »hallo, wach« einzuschwören. Richtig gut gelaunt kommt mir keiner der Frühaufsteher vor. Sie haben ihren Schlaf vermutlich genauso unfreiwillig unterbrochen wie ich. Deshalb schenkt mir keiner Beachtung. Eine Uhrzeit, zu der jeder noch seinen eigenen Gedanken nachgeht.

Ich radle zum Park. Hoffentlich gibt es dort keine Zuschauer. Fehlanzeige. Mindestens drei andere Jogger ziehen ihre Kreise und eine vierte macht Stretchübungen an der Parkbank. Sehr super. Die kommen alle total profimäßig rüber. Blamage vorprogrammiert. Nur nicht zu langsam antreten, sonst oute ich mich sofort als blutige Anfängerin.

Tempo, Tempo, Tempo – autsch! Seitenstechen. Gekrümmt schiele ich auf die Uhr. Nur fünf Minuten, das kann doch nicht wahr sein! Der Kies neben mir knirscht.

»Gemach, gemach, junge Frau! Wer so anzieht, macht schnell schlapp.«

Oberschlaumeier! Das habe ich schon selbst erkannt. Ich werfe dem fünfzigjährigen Energiebündel, das unaufhörlich auf der Stelle trappelt, einen giftigen Blick zu, denn für eine passende Antwort bin ich zu sehr aus der Puste. Beeindruckt ihn nicht die Bohne. Zu allem Überfluss hält auch noch die Parkbankdehnerin an.

Mir bleibt auch wirklich nichts erspart.

»Hab ich mir gleich gedacht, dass Sie das nicht lange durchhalten.«

Diesen Hinweis habe ich doch gerade schon mal gehört. Mäßig originell. Aber die Joggervereinigung Nordpark Süd hat sich scheinbar zur Vollversammlung entschlossen. Inzwischen zu dritt, decken sie mich mit klugen Ratschlägen ein.

1. Aufwärmübungen
2. Ruhiges Tempo
3. Kurze Laufeinheiten zum Anfang
4. Zwischendrin gehen
5. Sich langsam steigern
6. Den eigenen Rhythmus finden

Blabla, blabla! Ich lasse die Vorträge stumm über mich ergehen. Was anderes hat keinen Sinn. Den wichtigsten Hinweis vergisst die Meute allerdings:

Ab Morgen neues Übungsgelände suchen!

Nicht mit mir!

Langsam bin ich echt frustriert! Ich habe so gute Vorsätze und immer geht was schief. Den Kopf auf den Arm gestützt, starre ich den Computerbildschirm vor mir an. Gibt es denn gar keine andere Möglichkeit, die lästigen Puddingpolster loszuwerden? Vor allem keine schnellere? In diesem Ding sind doch lauter Antworten auf die unnützesten Fragen. Die Menschheit hat es geschafft, zum Mars zu fliegen, ganze Tierarten auszurotten und PISA-Studien zu erfinden, damit Schüler sich dumm und ungebildet fühlen. Nur so was Sinnvolles wie Abnehmen auf Knopfdruck soll es nicht geben?

Ohne Hoffnung auf Ergebnisse tippe ich in die Suchmaschine ein:

weg mit dem Fett

Über sechs Millionen Seiten wollen mir helfen. Ich bin mit dem Problem nicht allein. Schon mal beruhigend zu wissen. Fitnessstudio- und Wunderdiät-Angebote verstehen sich von selbst. Ebenso wie straffende Lotionen und

Pillen. Diverse Cremes habe ich selbstredend schon ausprobiert. Im besten Fall pflegend, im schlimmsten Hautausschlag. Für die Körperpflege tun es preisgünstigere Produkte ohne falsche Versprechungen ebenso und auf Juckreiz kann ich liebend gern verzichten. Die reine Abzocke, das weiß ich inzwischen. Ähnliches gilt für die Pülverchen und Tabletten. Über die habe ich mich zum Glück informiert, bevor ich viel Kohle dafür zum Fenster rausgekippt habe. Einige sind sogar als richtig gefährlich verschrien. Die seriöseren dämpfen möglicherweise etwas das Hungergefühl, ersetzen freilich null die dauerhafte Ernährungsumstellung auf dem Weg zum Erfolg.

Aber Kohldampf ist nicht meine größte Sorge. Ich denke einfach an Sven und schon ist auch die leckerste Schokolade nur noch halb so reizvoll. Mein letzter Rückfall liegt Wochen zurück und auch damals habe ich nur zwei winzige Stückchen genascht. Da hätte ich früher noch die ganze Tafel verdrückt und mich dann eine Woche lang so darüber geärgert, dass ich zum Trost noch eine weitere Tafel in mich hineingefuttert hätte. Essen als Trostpflaster – saudumme Idee, wenn man eh schon mit den Rundungen kämpft –, aber leider von mir gelegentlich praktiziert. Es ist aber auch ungerecht, dass andere Mädchen Berge von Eis und Keksen gegen Liebeskummer in sich hineinschaufeln können und nicht davon zunehmen. Ich allerdings schon. Momentan kann ich mich jedenfalls sehr gut beherrschen. Davon geht es trotzdem nicht schneller.

Geduld, Geduld! Die Leier kenne ich zur Genüge. Als

ob Sven so lange auf mich warten wird, bis ich in mühseliger, jahrelanger Schwerstarbeit endlich drei Pfündchen abgespeckt habe. Außerdem genügt das nicht für Traummaße. Die Pölsterchen müssten an den richtigen Stellen verschwinden. Der Bauch ist nicht das Schwierigste. Der ist inzwischen sogar akzeptabel. Bleiben Po und Beine. Hartnäckige Genossen! Außer gezieltem Sport scheint dagegen kein Kraut gewachsen.

Ich will den PC schon entnervt runterfahren, da bleibt mein Blick an einem Link kleben:

Tipps zum Fettabsaugen

Das geht? Staubsauger raus und Ende des Leidens. Genial!

Eine kleine Alarmglocke schrillt in meinem Kopf. Vorsicht, Vanessa! So einfach kann es nicht sein, sonst würden das doch längst alle machen!

Ich will sie nicht hören. Will, dass es wahr ist. Es klingt so verdammt verlockend. Mein Herz pocht vernehmlich vor Aufregung, als ich auf die Seite klicke.

Eine Schönheitsoperation ist das also. So was wie aus faltigen Gesichtern Masken machen und aus Körbchengröße A ein sensationelles Atombusenwunder. Die Euphorie in meinem Bauch wird weniger. Möchte ich tatsächlich zu den Frauen gehören, die sich für ihre Schönheit unters Messer legen? Einen Doktor an sich rumschnippeln lassen wie in *Frankenstein*? In der Anzeige dieses Arztes hört sich das an wie das Normalste von der Welt. Ein harmloser kleiner Eingriff. Ungefährlicher als eine Blinddarm-OP.

Kurze Spritze, bisschen schlafen, aufwachen, circa ein Tag Krankenhaus – schlank!

Eigentlich genau das, was ich gesucht habe. Oder nur ein Seifenblasen-Hirngespinst? Hin und her gerissen suche ich nach dem Preis für den Genuss. Vorgewarnt durch die Geschäftstüchtigkeit der Fitnesshochburgen und Tablettenhersteller, die es auszunutzen wissen, dass wir Übergewichtigen tief in die Tasche greifen, um mithalten zu können. Zur Vorsicht lässt sich Dr. Absauger darüber auf seiner Werbefläche nicht aus. Bietet lediglich individuelle Beratung und Vereinbarung in einem, selbstverständlich!, kostenlosen Vorgespräch an.

Aber das Netz spuckt die beachtliche Summe trotzdem aus. Aha, der Pferdefuß. Bei den Beträgen, deutlich im vierstelligen Bereich, wird mir fast schlecht. Diese Summe spricht gar nicht mehr für einen »harmlosen Routineeingriff«, sondern für eine Luxussanierung der Reichen und nicht mehr Schönen.

Wie meine Mutter wohl guckt, wenn ich sie bitten würde, sämtliche Sparkonten zu plündern, damit ein Arzt sich danach einen neuen Porsche davon kaufen kann? Ich will mir das lieber gar nicht so genau ausmalen. Wahrscheinlich würde Mama ernsthaft über eine Einweisung in die Klapse nachdenken. Um eine ordentliche Schimpftirade käme ich jedenfalls nicht herum. Bei den Kosten würde auch ein Job in den Sommerferien nicht reichen. Mal abgesehen davon, dass ich gemütlich noch ein Dreivierteljahr bis zu meinem achtzehnten Geburtstag Zeit hätte, das Geld aufzutreiben. Mit Mamas Genehmigung ist nämlich nie im Leben zu rechnen.

Und dann sind da auch noch die Erfahrungsberichte und Fotos, die auf einer Infoseite abgedruckt sind. Voll krass! Was die Klinik nämlich wohlweislich, zumindest in ihrem Hochglanzbericht, verschweigt, sind die enormen Schmerzen, Belastungen und Risiken, die so eine Operation mit sich bringt.

Frau K. aus A. schreibt:
Mein Arzt hat mir zwar gesagt, dass ich mich ein bis zwei Tage danach noch ein wenig schlapp fühlen würde und mit leichten Schmerzen zu rechnen sei. Aber es wäre angeblich nichts, das sich nicht ohne Probleme aushalten ließe. Rein zur Vorsicht hat er mir Schmerzmittel verschrieben. Ohne die hätte ich die erste Woche kaum ertragen. Mein ganzer Körper war ein einziger Bluterguss und ich konnte ohne Hilfe nicht einmal auf die Toilette gehen. Trotzdem wurde ich nach zwei Tagen aus dem Krankenhaus entlassen. Wäre mein Mann nicht gewesen, der übrigens von Anfang an dagegen war, hätte ich die Zeit nicht überstanden.

Frau H. aus F. schreibt:
Wenn man die Schmerzen überstanden hat, was selbst nach zwei Geburten einen Härtetest darstellte, kann man sich

noch lange nicht über die neue Figur freuen. Wochenlang ist Kompressionswäsche zu tragen, sprich Gummistrümpfe und -bandagen, die alles in Form pressen sollen. Auch Monate danach waren noch einige Stellen an meinem Bauch taub. Meine Beine waren so berührungsempfindlich, dass an körperliche Nähe nicht zu denken war.

Frau L. aus K. schreibt:
Die ganze Schinderei für gerade mal einen Zentimeter Umfangverlust (an den Beinen nur ein halber). Das hat sich nicht gelohnt. Ich kann nur abraten! Wenigstens hatte ich Glück und es sind keine Dellen zurückgeblieben.

Tatsächlich zeigen die Fotos auch viele Frauen, die nach der OP mit ganz üblen Verformungen leben müssen. Vorher ganz ordentlich rund, zum Teil viel schlimmer als ich, haben sie nachher unterschiedlich dicke Beine oder üble Furchen an Bauch, Beinen oder Po.

Das reinste Gruselkabinett!

Frau M. aus L. schreibt:
Mein Arzt hat mir angeboten das »auszugleichen«. Der glaubt doch nicht ernsthaft, dass ich ihn noch mal an mich ranlasse! Ein anderer hält mich für »schwer korrigierbar«. Schmerzensgeld schön und gut, aber ich muss den Rest meines Lebens so herumlaufen. Statt Badeanzug trage ich nur noch wallende Gewänder. Ich kann nur jedem raten: Finger weg!

Genau das habe ich vor. Nicht mit mir! Die Betroffenen tun mir schrecklich leid. Aber ich bin froh, dass sie ihre Leidensgeschichten ins Netz gestellt haben. Denn sogar bei den Patienten, bei denen nicht gepfuscht wurde (und ich hoffe inständig, dass das die Mehrzahl ist), ist wenig Unterschied zu vorher zu sehen. Einige berichten, nach ein paar Jahren wieder die gleichen Maße erreicht zu haben.

Dauerhafter Erfolg +/- null!

Kommt ja gar nicht in die Tüte! Ein perfekter Ansporn für Low Fat und Sportpower. Wenn es keinen anderen Weg gibt, dann her mit den Laufschuhen.

Grimmig entschlossen spurte ich los. Ein Schönheitschirurg ist sicherlich ein Segen für Unfallopfer oder andere schlimm entstellte Menschen. Aus Jux und Dollerei werde ich ihn aber nicht ranlassen! Wäre doch gelacht, wenn sich meine horizontale Benachteiligung nicht auch anders kleinkriegen ließe.

Ich fange neu an

»Aus, vorbei und Ende!«

Mama kickt die Schüssel durch die Küche.

»Ich habe keine Lust mehr, vor jeder Mahlzeit diese Prüfungsprozedur durchzuführen. Ich will wieder lecker kochen, wie es *mir* passt!«

Stumm betrachte ich den Temperamentsausbruch. Ich bin müde. Viel zu müde, um Einspruch zu erheben. Jeden Morgen quäle ich mich aus dem Bett.

Laufen, gehen, strecken, laufen, gehen, strecken, laufen, gehen, strecken …

Oft bin ich froh, wenn die Schule anfängt und ich einfach nur auf meinem Stuhl sitzen kann. O. k., der »Kilogrammdiktator« hat endlich Erbarmen. Beinahe vier Pfund. Warum freue ich mich denn nicht darüber? Ich müsste jubeln, tanzen, singen. Irgendwas in der Art. Aber ich fühle mich nur schwer. Bleischwer. Ich möchte die Augen schließen und nie, nie wieder aufmachen. Ausschlafen, nur einen einzigen Morgen. Noch mal im Bett umdrehen, Kissen über den Kopf und weiterpennen. Herrlich! Selten wusste ich meine Matratze so zu schätzen. Die Abnahme sieht bis jetzt keiner. Muss ich mindestens noch fünf bis zehn Kilo draufpacken, oder hundert.

»Völliger Irrsinn!«, hat Luisa vorgestern erklärt. »Deine Figur ist prima, war sie vorher schon. Aber deine Fröhlichkeit fehlt. Sagt Faustus auch.«

»Wieso der?«

»Hat mich eben gefragt. Warum du in letzter Zeit immer so fertig aussiehst.«

»Na, schönen Dank auch.«

»He, er war nur besorgt. Dachte, du wärst vielleicht krank oder so.«

»Was hast du ihm erzählt?«

»Von deinem Monsterpensum. Nicht mal Sven hat verstanden, wieso du freiwillig um halb sechs aufstehst.«

»Ach, und wann habt ihr dieses nette, kleine Gespräch geführt?«

»Als du beim letzten Treffen wieder einmal dein übliches halbes Stündchen Verspätung hattest. Aber keine Sorge, ich habe ihnen weisgemacht, dass du für den Stadtlauf trainierst.«

Da musste selbst ich laut lachen und habe vergessen, sauer auf meine geschwätzige Freundin zu sein. Von der Teilnahme an einem Halbmarathon bin ich noch Meilen entfernt, aber Luisa fällt immer wieder ein kleiner Trick ein, um die Tatsachen interessanter erscheinen zu lassen, als sie sind. Und die Ausrede, warum das dann trotzdem keine Lüge ist, liefert sie meistens prompt hinterher: »In welchem Jahr du mitläufst, habe ich ja nicht verraten!«

Das hat meinen Ärger über das Getuschel hinter meinem Rücken einigermaßen besänftigt. Wenigstens hält Sven mich jetzt für eine echte Sportskanone. Etwas anderes beunruhigt mich allerdings seitdem. Ich will doch schlank und schön werden und nicht krank und fertig aussehen. Ob ich auf der falschen Fährte bin? Die ganze Plackerei umsonst – genau das Gegenteil des gewünschten Ergebnisses!? Obendrein fühle ich mich so ausgepowert und k. o.

Lautlos rollen mir ein paar Tränen über die Wangen. Sie lassen sich einfach nicht mehr zurückhalten. Ich weiß selbst nicht genau, warum, wieso und weshalb. Mama klappert immer noch mit Töpfen und Pfannen. Mitten in der Bewegung hält sie inne.

»Spätzchen, was ist denn los mit dir? Ist es so schlimm, dass wir wieder gewöhnliche Mahlzeiten zu uns nehmen?«

Ich schüttele leicht den Kopf.

»Ich achte darauf, dass es trotzdem gesund ist, versprochen!«

Mama nimmt mich fest in den Arm. Plötzlich platzt alles aus mir heraus: meine schreckliche Figur. Wie toll ich Sven finde. Wie der sich nach jedem knackigen Hintern umdreht. Dass Klamottenkaufen der blanke Horror ist. Wie angestrengt ich versuche abzunehmen. Sogar die Heilfastensache gestehe ich.

»Das Schlimmste ist, jetzt habe ich sogar abgenommen. Aber keiner sieht's und ich fühle mich genauso scheiße wie vorher!«

Mama hört einfach nur zu, wie es in Extremsituationen ihre Art ist. Keine Vorwürfe, keine Unterbrechungen, kein Donnerwetter. Endlich ist alles raus. Mir geht es ein klitzekleines bisschen besser. Die Lügerei lag mir zusätzlich im Magen, mehr als ich mir eingestehen wollte. Eine ganze Weile legt Mama nur tröstend den Arm um mich. Ich lehne mich an sie und rieche den vertrauten Mamageruch. Hier kann mir nix passieren und alles ist nur noch halb so schlimm! Ich schluchze noch ein bisschen weiter, damit Mama nicht so schnell loslässt. Irgendwie abgefahren. Da bin ich fast erwachsen und trotzdem ist Mamas Schulter der beste Platz zum Ausheulen.

Als der erste Tränenschwall versiegt ist, steht Mama auf und holt ihren kleinen Kosmetikspiegel aus dem Bad. Sie stellt ihn vor mich auf den Küchentisch.

»Was siehst du?«

Ein verquollenes Gesicht blinzelt mir entgegen. Unwillig drehe ich mich weg. Was soll das? Hat Mama den Verstand verloren, mir auch noch meine verheulten Kaninchenaugen vorzuführen?

»Scheußlich!«

Mama schüttelt den Kopf. »Schau noch einmal genau hin und versuch diesmal ein wenig zu lächeln!«

Das Lächeln gelingt mir nicht besonders. Nur widerwillig ziehe ich die Mundwinkel nach oben. Trotzdem verstehe ich, was Mama meint. Mein Gesicht verändert sich. Nicht wirklich schön, aber viel freundlicher.

Mein Mund ist ganz o. k. – nicht zu breit und nicht zu

schmal. Die Spange mit dreizehn hat sich gelohnt, die Zähne sind kerzengerade und perlenweiß.

Und ich habe Mamas Stupsnase. Mamas Nase mag ich. An Mama. Eigentlich auch an mir. Ich gucke mir in die Augen. Auch nicht so schlecht. Groß, dunkelbraun. Fast geheimnisvoll, wenn ich nicht gerade geweint habe. Die braunen Locken stammen aus der Familie meines Vaters. Das weiß ich von Fotos.

Er ist kurz nach meiner Geburt bei einem Autounfall gestorben. Manchmal erzählt meine Mutter von ihm. Anfangs hat Mama wohl viel geweint, er hat ihr schrecklich gefehlt. Sie war froh, dass es mich gegeben hat und sie sich um mich kümmern musste. Sonst wäre sie durchgedreht vor Kummer. Ich vermisse meinen Vater nicht sehr. Man kann niemanden vermissen, den man nie kennengelernt hat. Ich bin eher neugierig, wie er war. Sehr fröhlich, sagt Mama. Immer ein paar verrückte Einfälle im Kopf, die dann sofort in die Tat umgesetzt werden mussten. Und sehr beliebt, weil er locker eine ganze Runde allein unterhalten konnte. Manchmal aber auch stur wie ein Esel, wenn es nicht so gelaufen ist, wie er es wollte.

Ab und zu betrachte ich das alte Fotoalbum und versuche ihn mir vorzustellen. Früher war es einfach nur das Antlitz eines beinahe fremden Mannes. Aber dann habe ich immer mehr Gemeinsamkeiten festgestellt. Die Haare, die Augen, das Kinn.

Einmal habe ich von Mama wissen wollen, ob es schwer für sie ist, dass ich meinem Vater so ähnlich sehe.

Mama hat gelächelt und den Kopf geschüttelt. »Im Gegenteil. Es ist wunderbar für mich, dass ein Teil von ihm weiterlebt. Du bist eine Mischung aus uns beiden. Mit genug eigenem Beitrag natürlich. Das hätte deinem Papa genauso gut gefallen wie mir.«

Ein schöner Gedanke! Er fällt mir jetzt wieder ein, als ich mich kritisch unter die Lupe nehme.

»Verstehe!«, sage ich zu Mama und schmunzle mein Spiegelbild aufrichtig an.

»Aber ich laufe nicht nur mit meinem Gesicht durch die Gegend, sondern auch mit diesen fiesen kleinen Fettdepots!«

»Erinnerst du dich noch an die Hochzeitsfotos?«

Und wie ich mich erinnere. Ich liebe diese Bilder. Papa stattlich im schwarzen Anzug, vor Stolz und Freude platzend. Das kann man deutlich sehen. Und Mama ganz in weiß und so wunderhübsch, dass ich als Kind gar nicht aufhören konnte, sie anzusehen. Schöner als jede Prinzessin habe ich sie damals gefunden.

»Du warst der absolute Hammer!«

»Danke. Worauf ich eigentlich hinauswill – ich war sicher kein Gramm leichter als du, eher noch ein paar Pfund mehr.«

»Das glaube ich dir nicht!«

»Dann schau genau hin. Aber weißt du was? Ich war glücklich, ich liebte deinen Vater, das Leben und vor allem mich selbst.«

»Du meinst, glückliche Menschen sind immer schön?«

»Das meine ich nicht nur!«

»Und was ist mit dem Kleid?«

»Ja, das Kleid!« Mama rollt schwärmend mit den Augen. »Nicht unbedingt notwendig, aber es betont zusätzlich.«

»Hab ich's doch geahnt!«

»An diesem kleinen Hilfsmittel soll es nicht scheitern.«

»Du willst mich in ein Brautkleid stecken?«

»Quatschkopf, nein, wir kaufen ein Kleid für deinen Theaterbesuch.«

»Wenn wir eines finden ...«

»Das werden wir, mein Schatz, vertrau mir. Bedingung ist, dass du dir und dem Kleid eine Chance gibst und deine Lauferei, sagen wir mal, auf ein normales Maß beschränkst. Einmal die Woche sollte mehr als genug sein.«

Ich verspreche es und halte mich auch daran. Schon wenig später ist die bleierne Müdigkeit auf einen Schlag verschwunden. So ohne Überdruck macht es sogar richtig Laune, sich zu bewegen und gelegentlich beim Laufen auszutoben.

Mama löst ihr Versprechen ebenfalls ein. Jahrelang waren wir nicht mehr gemeinsam einkaufen. Genau genommen seit ich beschlossen habe, nur noch T-Shirts in Übergröße zu tragen. So was gibt es in Mamas Welt nicht. Deshalb ist es ein besonderes Event. Shopping mit Mama. Obwohl ich immer noch skeptisch bin, was das Gelingen betrifft. Ich denke an den Badeanzug. Luisa war sich ihrer

Sache ebenfalls sicher, bis ich sie eines Besseren belehrt habe. Ob ausgerechnet meine Mutter das hinkriegt? Mal sehen!

Startpunkt ist Mamas Lieblingsboutique.

»Ich lasse mich aber nicht als Golfplatzmodel verkleiden!«

»Das hältst du also von meinem Kleiderschrank!«, schmunzelt sie.

»Na ja …«

»Keine Sorge, ich bin kein Anhänger vom Mutter-Tochter-Zwillingslook. Lass dich überraschen!«

Die Überraschung gelingt. Schon die Verkäuferin ist deutlich angenehmer als die üblichen Verdächtigen. Weder steht sie gelangweilt Kaugummi kauend im Eck und spielt mit ihrem Bauchnabelpiercing noch versucht sie übereifrig den Kundinnen irgendwelche scheußlichen Fummel aufzuschwatzen und dabei zu klingen wie ein billiger Marktschreier. Sie begrüßt Mama herzlich, bietet Kaffee und Wasser an und lässt uns anschließend genug Zeit, uns in Ruhe umzuschauen. Und zu sehen gibt es wahrlich eine Menge. Nicht alles mein Stil, aber auch keine Geschmacklosigkeiten wie bei der Bikiniparade. Ich liebäugle mit einem schwarzen Rock. Meine Mutter kontert mit einem Blumenmusterkostüm.

»Zu schwarz!«

»Zu spießig!«

Amüsiert schaltet sich die Verkäuferin ein. »Wofür soll es denn sein?«

»Ein Theaterbesuch!«

»*Schul*-Theater!«

Ein aufmerksam musternder Blick trifft mich.

»Ich habe eine Tochter in deinem Alter. Die weiß auch genau, was sie will. Und was nicht«, lächelt sie verschmitzt in Mamas Richtung.

Dann nimmt sie zwei Kleider von der Stange. Das schokobraune könnte es sein. Dezent, passt zu meinen Haaren.

»Jo, nicht übel.«

Ich drehe mich vor dem Spiegel in der Umkleide und zupfe es am Bauch zurecht.

Dann das andere. Terrakottafarben mit Spaghettiträgern, großzügiger Ausschnitt.

»Zu sexy«, finde ich noch.

Ich schlüpfe hinein. Dann starre ich mich an. Bin das wirklich ich? Der fließende Stoff umspielt meine Knie. Mein Dekolleté – ein bisschen gewagt vielleicht. So viel Brustansatz zeige ich sonst nie. Aber ich sehe umwerfend aus. Ich halte den Atem an, gucke weg. Gucke wieder hin. Das kann ich nicht sein. Unmöglich! Das bin ich nicht. Hexerei! Ich bin, ich bin wirklich …!

»Wunderschön!«, ruft Mama.

Die Verkäuferin nickt zufrieden, als ob sie das Kleid höchstpersönlich für mich geschneidert hätte. Hat sie? Wie die gute Fee in Aschenputtel? Wie sonst kommt das *perfekte* Kleid in ihren kleinen, unauffälligen Laden. Weitab von der Innenstadt und den Trendshops.

Ich stelle fest, dass Einkaufen mitreißen kann, wenn nicht jedes zweite Teilchen zwickt und zwackt oder man sich darin vorkommt wie die Bratwurst in der Pelle.

Kaufrausch.

Mama legt noch eine leichte Strickstola obendrauf, falls es kühl wird im Theater.

Außerdem:
eine neue Hose, Cargo, 7/8, *nicht* schwarz!,
eine Tunika, V-Ausschnitt, leicht tailliert,
ein Stretch-Shirt, doch schwarz, aber gaaaanz schön figurumspielend und sexy,
ein Paar Pantoletten mit Glitzersternchen, weil meine Mutter strikt gegen Sneakers zum Kleid ist.

Ich erkenne mich selbst kaum wieder. Ungewohnt, mich nicht mehr in XXL zu verstecken. Ungewohnt, aber gar nicht schlecht.

In Anbetracht der Preisschildchen trifft mich der Schlag. Über drei Monate Fitnessstudio liegen da vor mir an der Kasse. Hoffentlich kann ich wenigstens das Kleid behalten. Bemerkenswerterweise winkt meine sonst so sparsame Mutter ab.

»Investieren wir dieses Jahr eben einen Teil des Urlaubsgelds in deinen Neuanfang, was meinst du? Sieben Tage wegfahren reichen uns doch auch!«

Was ich meine? Gegen fünf Wochen Balkonien ist doch überhaupt nichts einzuwenden! Im August ist das Wetter auch bei uns toll, wer muss da verreisen? Von den Klamotten habe ich viel länger was. Strahlend falle ich Mama um den Hals.

Testweise probiere ich mein neues Ich in der Schule aus. Gleich der Ernstfall mit Sven ist mir zu riskant. Lieber erste Reaktionen auf harmlosem Übungsgelände. Wie wild pfeift Nick hinter mir her. Das zählt nicht, das täte er auch, wenn ich im Kartoffelsack käme. Aber hat sich da nicht eben der Typ aus der Dreizehnten nach mir umgedreht? Das geht runter wie Öl. Ich habe das Gefühl, gleich drei Zentimeter zu wachsen und beim Gehen kaum noch den Boden zu berühren. Der Junge ist mir relativ egal, ich kenne ihn kaum. Aber er hat mir nachgesehen. Mir, Vanessa Möller. Mit gestrafften Schultern marschiere ich ins Klassenzimmer. Luisa klatscht beinahe hinterrücks vom Stuhl.

»Wow, wo hast du meine alte Freundin Vanessa gelassen?«

»Gefällt's dir?«

»Und wie!«

»Du müsstest erst mal das Kleid sehen!«

»Du und ein Kleid, wer hat das denn erreicht?«

»Meine Mutter.«

»Ach, und deiner Mutter glaubst du plötzlich mehr als mir?«

»Schmoll nicht, das konnte sie nur dank deiner Vorarbeit schaffen! Außerdem brauche ich deine Hilfe.«

»Sieht nicht so aus, als ob du noch Hilfe nötig hättest, aber schieß los.«

»Na ja, wenn ich mich an den neuen Look gewöhnt habe, könnte mein Kleiderschrank ein geschicktes Händchen vertragen. Komplette Neuausstattung ist nicht drin.«

»Schon klar. Und meine Begabung an der Nähmaschine ist keine schlechte Alternative.«

Mit Feuereifer und viel Gekicher machen wir uns nachmittags gemeinsam über meine Klamotten her. Genug Stoff ist da. Fragt sich nur, aus welchen Teilen noch was zu machen ist und welche bei mir mit meinem neuen Selbstbewusstsein nichts mehr verloren haben.

Ein paar Lieblingsstücke müssen natürlich bleiben, egal was Luisa einwendet. Für den gemütlichen Gammelabend vorm Fernseher oder für Rückfalltage. Die sind nicht auszuschließen. Ich kenne mich. Das nächste Mal schaut mich der gleiche Typ aus der Dreizehnten blöd an und ich will mich lieber für ein paar Tage in weite Klamotten flüchten. Nicht auszuschließen. Kann doch sein, dass mir auch mal nicht danach ist, der Außenwelt die neue Vanessa zu zeigen. Es reicht, dass ich es kann, wenn ich will. Zu manchen Gelegenheiten trägt man sowieso besser bequeme Sachen. Frauen, die selbst eine Bergtour mit Stöckelschuhen und Röckchen antreten, finde ich total bekloppt. So eine werde ich in hundert Jahren nicht!

Drei Haufen türmen sich inzwischen am Boden: Behalten – Ändern – Rausschmiss!

»Was machen wir mit den Teilen, von denen sogar du dich trennen kannst?«, fragt Luisa.

»Altkleidersammlung?«

»Ich dachte an ein würdevolleres Ende!«

»Hä?«

»Hallooo, das ist so was wie eine neue Ära. Wir sollten die alte Vanessa zeremoniell begraben. Als Zeichen!«

»Du übertreibst!«

»Möglich, aber bestimmt lustig! Die Beete meiner Mam brauchen eh neuen Dünger.«

»Bei euch? Das erlauben deine Eltern nie!«

»Direkt auf die Nase binden werde ich es ihnen nicht. Alles eine Frage der Präsentation – gegen freiwillige Gartenarbeit haben sie sicher nichts!«

»Ich weiß nicht recht ...«

»Lass mich nur machen, ich bereite alles vor und du bringst morgen deine Vergangenheit mit!«

Mehr verrät Luisa nicht. Stattdessen muss ich auf einem Stuhl posieren, während sie mit Stecknadeln im Mund um mich rumhüpft, Abnäher an Oberteilen absteckt, Röcke kürzt und Hosen enger zurrt. Ihre Mutter ist Kostümbildnerin und arbeitet im Fundus beim Film.

Als Kind ist das für mich das reinste Paradies gewesen, der aufregendste Platz, den ich mir vorstellen konnte. Von der prächtigsten Robe bis zum gefährlichen Monsteroutfit – alles da! Und der Geruch – an keinem anderen Ort hat es so gut gerochen. Nach Stoffen, Make-up, Holzspänen, Staub und Geheimnis. Beste Ausrüstung für Faschings- und Karnevalsfeste. Luisa und ich haben uns immer nach Herzenslust verkleidet. Natürlich hat es auch Gewänder gegeben, die so wertvoll waren, dass wir die Finger davon lassen mussten. Da ist Mama Peschke streng gewesen. Aber meistens haben wir ihr und den anderen Schneiderinnen über die Schulter gucken dürfen, wenn neue Kostüme genäht oder alte geändert wurden. Logisch, dass sich Luisa inzwischen einiges abgeguckt hat. Sie schafft es spielend, sich die Dinge zu nähen, die selbst sie auf ihren ausgiebigen Bummeltouren nirgends findet. In schwierigen Fällen hilft ihre Mutter. Bisher hat sich Luisa meistens geweigert, sich für mich an die Maschine zu setzen.

»Für Hauszelte zum Anziehen bin ich nicht zuständig. Wenn du endlich aufhörst, dich zu verstecken, kannst du gerne jederzeit auf mich zählen!«

Das macht sie jetzt wahr. Luisa ist in ihrem Element. Kritischer Blick, sicherer Griff mit geschickten Fingern.

»Fertig! Vorsichtig ausziehen, damit du dich nicht pikst! Geliefert wird nach und nach, alle Teile auf einmal schaffe ich nicht.«

»Ja, klar. Du hast was gut bei mir. Das wird eine Menge Arbeit!«

Luisa hat sich mächtig ins Zeug gelegt. Nicht nur Harke, Schaufel und Schubkarren stehen bereit, sondern auch ein ganzer Schwung Sonnenblumen, Eiswasser und eine Flasche Prosecco.

»Den gibt es erst hinterher. Erst die Arbeit!«

Ganz schön schweißtreibend, ein Loch auszubuddeln, das groß genug für meine Altlasten ist. Kleidersammlung wäre einfacher gewesen. Hat aber auch was von Schatzsuche. Oder Schatzvergraben. Der Garten von Luisas Eltern wird zur versteckten einsamen Insel für mich. Ich verstelle die Stimme: »He, Einauge, tiefer, sonst können die räudigen Schakale unsere Reichtümer riechen!«

»Keine Sorge, Käpt'n Bloody, unsere Tarnung ist gut! Ansonsten knall ich sie ab, die Hunde!«

Super, dass Luisa sofort weiß, worauf ich hinauswill. Sie ist und bleibt die beste Freundin, die es auf der ganzen Welt gibt. Und ich weiß es sehr zu schätzen, was sie alles mit mir mitmacht. Mit niemandem kann man besser lachen (und mit niemandem besser weinen). Aber jetzt will ich lieber noch weiteralbern, damit das Ganze nicht zu feierlich wird.

Deshalb schlage ich vor: »Wir werden eine Karte von diesem Ort anfertigen. Du bekommst eine Hälfte und ich krieg die andere!«

»Aye, aye, Käpt'n und wenn wir unsere Haft verbüßt haben, treffen wir uns wieder bei Mondenschein und holen, was unser ist!«

»Dann hinein mit dem Zaster!«

»Und her mit der Pulle!«

Prostend und prustend schaufeln wir das tiefe Loch wieder zu und pflanzen sorgfältig die gelben Blumen darauf.

Dann wird Luisa ernst. »Ich bin echt stolz auf dich, Vanessa! Nicht wegen der Klamotten. Ich mag dich, egal wie du rumläufst. Aber endlich lachst du wieder und nimmst dir Svens dummes Gelaber nicht mehr so zu Herzen.«

Heiter und angriffslustig stoße ich mit ihr an: »Der wird jetzt sein blaues Wunder erleben!«

Shakespeare im neuen Kleid

Was man aus einer öden Schule alles machen kann ... Von der Zufahrt bis zum Haupteingang ist der Weg mit Teelichtern und Fackeln gesäumt. Im Gebäude zeigen Lichterketten, wo es zur Turnhalle geht. Automatisch dämpfen Luisa und ich die Stimmen im Angesicht von so viel Festlichkeit. Ich habe inzwischen herausgefunden, dass das Wendrich berühmt ist für seine Theateraufführungen und es gar nicht leicht ist, für die Premiere Karten zu bekommen. Zuschauer werden oft auf die Vorstellungen der anschließenden drei Wochen vertröstet und selbst die sind meistens ausverkauft.

Ich bin keinesfalls zu aufgetakelt angezogen. Überall rascheln und knistern lange und halblange Kleider. Die Herren erscheinen in dunklen Anzügen und alle machen erwartungsvolle Gesichter. Selbst in der Turnhalle erinnert nichts mehr an schweißtreibendes Zirkeltraining. Die Decke ist mit langen Stoffbahnen abgehängt und Stuhlreihe um Stuhlreihe lädt die Besucher ein. An einer kleinen Bar verkaufen Schüler Getränke. Der schwere, rote Samtvorhang ist noch geschlossen und nur ab und zu öffnet sich in der Mitte ein winziger Spalt und ein paar Augen lugen in die Menge. Was für eine Atmosphäre! Ein echtes Theater könnte nicht aufregender sein.

»Hey, Mädels.« Kai kommt auf uns zu. Und, ist es zu fassen – sein Blick bleibt als Erstes an mir hängen. »Scharfer Fummel. Siehst toll aus!«

Ich strahle bestimmt heller als jeder Bühnenleuchter, weil ich mich so freue. Luisa hüstelt vernehmlich und Kai zuckt wie vom Blitz getroffen zusammen.

»Du natürlich auch!« Verlegen fügt er hinzu: »Wie immer.«

Wenn sogar Kai zuerst mich bewundert, dann bin ich heute unschlagbar. Geschieht Luisa außerdem ein bisschen recht. Den armen Kerl seit Wochen so am ausgestreckten Arm verhungern zu lassen! Wird Zeit, dass sie ihn erhört. Sein Dackelblick ist kaum noch auszuhalten. Apropos erhören:

»Wo ist Sven?«, frage ich.

»Weggefahren. Partywochenende bei 'nem Kumpel in Berlin.«

Auf Luisas Stirn zeigt sich eine steile Falte. »Und lässt einen seiner besten Freunde an so einem Tag allein?«

»Find ich auch daneben. Aber so is' er«, brummt Kai.

Ich spüre den Stich. Meine Hochstimmung droht einzustürzen wie ein Kartenhaus.

Party, Alkohol – Frauen! Abfeiern, bis der Arzt kommt. Ich kann mir denken, warum es Sven in die Hauptstadt gezogen hat. Das Angebot ist verlockender als Kultur in der eigenen Schule. Mitfühlender Blick von Luisa. Er weckt meinen Stolz. Bloß nicht den Abend versauen lassen! Das hätte die alte Vanessa getan. Aber nicht die Neue! Nicht in dem Kleid, mit den Vorsätzen!

Doch so einfach ist das nicht. Ich blicke mich um. Der Saal glänzt nicht mehr ganz so prächtig. Und wie viele Pärchen unterwegs sind! Wie zum Hohn haben alle um mich herum plötzlich beschlossen, schrecklich verliebt zu sein. Direkt neben mir, Arm in Arm im Doppelpack. Da hinten in der Ecke leidenschaftliche Knutscherei und an der Bar reicht gerade ein älterer Zeitgenosse mit charmanter Geste ein Glas Bowle an seine Begleiterin. Küsschen zur Belohnung folgt. Zu allem Überfluss: Luisa und Kai. Mehr fünftes Rad am Wagen kann man kaum sein. Daran ändern auch die Premiumplätze in der ersten Reihe nichts, die Faustus extra reserviert hat. Für drei. Er wusste, dass Sven nicht kommen würde. Ob er darüber genauso enttäuscht ist wie ich? Luisa hat völlig recht. Mieser Zug, Faustus' großen Abend zu verpassen. Egal, ob Sven Theater mag oder nicht. Ich würde Luisa nie im Leben im Stich lassen. Noch mit Grippe und Fieber würde ich mich herschleppen und Luisas eiskaltes Händchen halten. Gilt umgekehrt genauso. Ob Jungs da anders ticken? So von wegen: Männerfreundschaft = Härte zeigen, kein Weichei sein.

Blödsinn, Kai ist da. Sicherlich auch wegen Luisa. Trotzdem ist ihm deutlich anzumerken, dass er nicht viel von Svens Abflug hält. Aber vielleicht hat Faustus auch gar kein Lampenfieber, bei dem ihm beigestanden werden muss? Muss ich ihn nachher unbedingt fragen. Ich hätte jedenfalls welches. Spielt außerdem keine Rolle, ob Faustus aufgeregt ist. Sven müsste seinen Auftritt sehen wollen und damit basta!

Da taucht ein anderer Frosch in meinem Hals auf. Tapfer versuche ich ihn herunterzuschlucken. Der Gedanke drängelt sich nach vorne: Sven hat nicht nur Faustus eine Abfuhr erteilt.

Er wusste, dass ich komme. Haben wir beim letzten Treffen besprochen. Da hat er noch mit einer kleinen Verbeugung meine Hand geküsst und behauptet, sich sehr darauf zu freuen, »die Dame in großer Abendgarderobe begrüßen und anschließend ausführen zu dürfen«. Mein Herz hat bis zum Anschlag geklopft. Was für eine Ansage. Vielversprechend. Ich habe mir vorgestellt, wie er mich nach der Vorstellung endlich zum ersten Mal küssen würde. So richtig, nicht nur auf die Hand. In meinem neuen Kleid.

Seine Lippen fest auf meinen und danach hat er in meiner Fantasie genau die richtigen Sätze gesagt. Wie sehr er mich mag, wie hübsch er mich findet …

Pling, plong, platz! Seifenblasenträume!

Ich versuche sie abzuschütteln. Bloß an etwas anderes denken!

Es wird dunkel um mich herum. Und mucksmäuschenstill. Dann flammt ein Scheinwerfer auf. Der Vorhang schwebt zur Seite wie von unsichtbaren, magischen Kräften geöffnet.

Viel Lärm um nichts von William Shakespeare. Das Spiel beginnt.

Ein Bote betritt die Bühne, verbeugt sich und überreicht dem Gouverneur Leonato eine Pergamentrolle.

Schon mit dem ersten Dialog tauche ich in die Welt des Theaters ein. Ich bin in Italien und freue mich auf die Rückkehr der *Helden* vom glorreichen Feldzug. Und da ist er schon: der Prinz von Aragon und seine Gefährten Claudio und Benedikt.

Benedikt, das ist doch Faustus!? Auf der Bühne sieht er viel größer aus. Und breitere Schultern hat er auch oder liegt das an dem pompösen Samtwams, das er trägt?

Er spricht mit klarer, deutlicher Stimme und der Schalk sprüht förmlich aus seinen Augen, als er sich mit Leonatos Nichte, Beatrice, auf ein witziges Wortgefecht einlässt.

Sie behauptet, er sei geschwätzig, und er reagiert prompt und nennt sie »Fräulein Hochmut«.

Ständig greift sie ihn an, doch er hat immer die passende Antwort parat. Wortgewandt und witzig. Nie verlegen oder sprachlos. Das Publikum krümmt sich vor Lachen und ich ebenfalls.

Natürlich haben alle gemerkt, dass sich hier zwei gegenüberstehen, die sich eigentlich richtig mögen, es aber brillant verstehen, das vor sich selbst und dem Rest der Welt zu verbergen.

Einen anderen hat es voll erwischt. Claudio steht auf

Hero, die Tochter Leonatos, und macht seinen Freunden gegenüber kein Hehl daraus. Benedikt lacht ihn natürlich aus.

Faustus klingt sehr überzeugend, als er über die Frauen im Allgemeinen und Beatrice im Besonderen herzieht. Ob er im richtigen Leben auch was gegen das weibliche Geschlecht einzuwenden hat? Ich habe ihn bisher noch nie mit einem Mädchen gesehen, aber hat Sven nicht mal eine Exfreundin erwähnt? Mir fällt auf, dass ich in der Richtung kaum was über Faustus weiß. Warum eigentlich nicht? Er ist so ein guter Zuhörer und ich mag ihn echt richtig gern und trotzdem habe ich so wenig Ahnung. Nicht mal, dass er so ein toller Schauspieler ist, habe ich vorher gewusst. Vielleicht sollte ich nicht immer nur an Svens Lippen hängen …

Trotz Benedikts Stänkereien finden Claudio und Hero schnell zueinander und wollen sogar heiraten. Don Pedro kann es nicht lassen und will als Nächstes Benedikt und Beatrice verkuppeln. Mithilfe von Claudio und Hero. Viel Vergnügen, das wird bei den beiden Streithähnen bestimmt nicht einfach.

Der Plan ist mehr als genial. Die Männer lassen Benedikt absichtlich ein Gespräch belauschen, in dem sie erzählen, wie sehr Beatrice leidet, weil sie unsterblich in ihn verliebt ist. Sie tragen ganz schön dick auf. Aber Benedikt schluckt den Köder.

Benedikt: In mich verliebt? Oh, das muss erwidert werden.

Hero und eine Kammerzofe spielen Beatrice die gleiche Komödie vor. Sogleich ändert sie ihre Meinung über Benedikt.

Beatrice: Man sagt, du bist es wert, und ich kann schwören, ich wusst' es schon, und besser als vom Hören.

So einfach ist das? Ich muss grinsen. Das hat sicher nur funktioniert, weil die beiden auch vorher schon heimlich ineinander verknallt waren, ohne es selbst zu wissen. Deshalb hat ihnen der kleine Anstoß sehr gut getan.

Ohne diesen miesen Don Juan wäre jetzt alles rosig. Er behauptet, dass Hero angeblich untreu ist. Claudio wird ihm doch nicht auf den Leim gehen!? So, wie Hero ihn immer anhimmelt, muss er ihr doch vertrauen! Von wegen – er fällt voll auf den Schwindel herein und lässt Hero am Altar stehen.

Am liebsten würde ich auf die Bühne springen, ihn bei den Schultern packen und wachrütteln.

Ein Mädchen hinter mir ruft: »Don Juan ist böse!«

Der Rest des Publikums lacht erleichtert und klatscht kurz Beifall.

Leider hat auf der Bühne keiner begriffen, was los ist. Na super, die arme Hero ist sogar so geschockt, dass sie umfällt. Ist sie tot?

Dem doofen Claudio und Don Pedro ist das völlig egal, sie ziehen einfach ab. Das geht ja wohl gar nicht.

Nicht nur ich knurre empört.

Wenigstens ist Benedikt dageblieben. Gut für ihn, so kann er bei Beatrice punkten. Die ist nämlich von Heros Unschuld überzeugt.

Bravo! Eine Frau mit Verstand!

Und Hero ist glücklicherweise auch nur in Ohnmacht gefallen und nicht tot. Trotzdem findet der Priester es besser, alle in dem Glauben zu lassen, dass Hero gestorben ist.

Warum das denn? Wie soll sie sich denn als Tote verteidigen können?

Aber die Herren der Schöpfung wollen lieber auf den Mitleidsfaktor setzen, in der Hoffnung, dass alles dann gut wird. Und zur Not Hero unauffällig ins Kloster abschieben.

Krasse Sitten. Da kann man froh sein, dass der Hase heutzutage etwas anders läuft. Obwohl, wenn man Berichten glauben darf, gibt es Länder, in denen es noch so mittelalterlich zugeht. Dort sollte man sich mal Shakespeare anschauen, um zu lernen, wozu so ein Unschuldstamtam führen kann.

Beatrice ist deutlich taffer. Sie will den Verdacht nicht auf Hero sitzen lassen. Um zu erreichen, was sie will entlockt sie Benedikt zuerst ein Liebesgeständnis.

Benedikt: Ich liebe nichts in der Welt so sehr als Euch; ist das nicht seltsam?

Faustus'/Benedikts Ausdruck wird ganz weich und er redet mit völlig veränderter, sanfter Stimme. Und was fordert Beatrice da von ihm?

Beatrice: Ermorde Claudio.

Au Backe, Claudio ist Benedikts bester Freund, den kann er nicht einfach umbringen. Wie kann Beatrice das erwarten?

Sie bleibt hart. Wenn er Hero nicht rächen will, dann will sie Benedikt nicht mehr.

An Faustus' Gesicht kann ich sehen, wie er mit sich ringt. Freundschaft oder Liebe? Die Liebe siegt, er verspricht, Claudio herauszufordern.

Knallhart. Ob das richtig ist? Würde ich Luisa töten, wenn Sven es verlangen würde? Nein, nicht einmal, wenn er einen guten Grund hätte. Außerdem spaziert man nicht mehr herum und killt Leute, die etwas verbrochen haben. Da gibt es andere Mittel. Schwieriger wäre es, wenn Luisa was ausgefressen hätte. Verpfeifen oder nicht verpfeifen … Auch so eine Shakespeare-Frage, die schwer zu beantworten ist. Müsste ich wahrscheinlich im Einzelfall durchgrübeln. Gut, dass mir so eine Zwickmühle bisher erspart geblieben ist.

Auf der Bühne beichtet endlich der Diener von Don Juan die ganze Lügengeschichte. Claudio steht ganz schön dumm da. Leonato gibt immer noch nicht zu, dass Hero eigentlich noch lebt, sondern nimmt Claudio das

Versprechen ab, statt der toten Hero seine zweite Nichte zu heiraten, die allerdings angeblich genauso aussieht. Geschieht Claudio recht, soll er ruhig noch etwas schmoren!

Deshalb tritt Hero ihrem Claudio auch zuerst mit Maske entgegen, bevor sie sich bei der Hochzeit zu erkennen gibt.

Endlich könnte alles gut sein, wenn …

Ja, wenn sich Benedikt und Beatrice, ebenfalls maskiert, nicht schon wieder die Spitzen um die Ohren hauen würden.

Benedikt: Liebt Ihr mich nicht?
Beatrice (hinter Maske): Nein, weiter nicht als billig.
…
Beatrice (hinter Maske): Liebt Ihr mich nicht?
Benedikt: Nein, weiter nicht als billig.

Kindergarten!

Das finden auch Hero und Claudio. Sie haben den beiden jeweils ein Liebesgedicht gemopst, das sie für den anderen geschrieben haben. Da steht es schwarz auf weiß:

Benedikt liebt Beatrice, Beatrice liebt Benedikt!

Endlich, endlich küssen sie sich! Und geheiratet wird auch gleich, weil der Priester schon mal da ist.

Happy End. Der Vorhang schwebt zu.

Applaus bricht los. Einen Augenblick brauche ich, bis ich wieder in der Wirklichkeit auftauche. Dann klatsche ich, bis mir die Hände wehtun. Die Leute stehen auf und johlen. Ich juble mit. Das war groß, ganz, ganz groß. Und Faustus war der Größte. Kaum vorstellbar, dass der Beifall noch lauter sein kann, aber als er sich allein verbeugt, schwillt der Lärm noch mal deutlich an. Dann wird der AG-Leiter auf die Bühne geholt und der Direktor des Wendrich bedankt sich bei ihm und bei den Darstellern persönlich. Zu diesem Zweck verteilt er Blumen an alle, auch an die männlichen Darsteller. Wahrscheinlich hat ihm keiner gesagt, dass normalerweise nur Schauspielerinnen zur Premiere Blumen kriegen. Macht aber nix, warum sollen sich nicht auch Jungs über einen Strauß freuen! Faustus jedenfalls strahlt und strahlt. Bestimmt muss er nachher noch Autogramme geben.

Dann sieht er zu unseren Plätzen. Zum ersten Mal an diesem Abend, vermute ich, denn auf der Bühne scheint er die Welt um sich herum vergessen zu haben. So, wie ich beinahe vergessen habe, dass er Faustus und nicht Benedikt ist.

Er zwinkert mir kurz zu und dann kommen seine Blumen geflogen, direkt in meine Arme.

Schauspieler ganz privat

Die ersten Besucher strömen zum Ausgang.

»Eine fantastische Aufführung!«

»Mami, wieso haben die so komisch geredet?«

»Wenn man bedenkt, dass die Schauspieler noch so jung sind – herausragende Begabungen.«

»Echt cool, was der olle Shakespeare so draufhatte!«

»Ich hab so geheult, als die – wie hieß sie noch? – Hero gestorben ist.«

Das Stimmengewirr plätschert an mir vorbei. Ein leiser Duft steigt mir in die Nase. Rosen, Lilien und Margeriten.

Die Bühne liegt im Dunkeln. Der Vorhang ist geschlossen. Dahinter Schleifen, Rutschen, Kratzen und vereinzelte Lacher. Plötzlich Bewegung im roten Samt. Energisch wird er in der Mitte geteilt und Faustus blickt sich suchend um.

»Fein, dass ihr noch da seid. Wollt ihr mit zur Premierenfeier?«

»Dachte, die ist nur für die Schauspieler.« Kai guckt erstaunt.

»Im Rahmen der übergreifenden Schulverständigung sind Gäste willkommen«, behauptet Faustus.

Beatrices Kopf erscheint ebenfalls hinter dem Vorhang: »Außerdem sind wir alle gespannt, an wen Faustus seine Premiereblumen verteilt.«

»Blumen sind nun mal eher was für Frauen, Marlene«, winkt Faustus ab.

»Warum hast du sie dann nicht mir geschenkt?«, fragt die Beatrice-Darstellerin.

»Du hast schon welche.«

»Ja und? Ich hätte schon ein zweite Vase aufgetrieben.«

»Gierschlund – genau deswegen hast *du* sie nicht bekommen!«

»Ihr beiden seid ja genauso wie auf der Bühne!«, kichert Luisa.

»Oh ja, mit Marlene kann man sich wunderbar streiten. Deshalb hat sie die Rolle auch bekommen.«

»Mit dem kleinen Unterschied, dass im wirklichen Leben mein Herz dem gehört, den ihr als Leonato kennt.«

»Ist es dann nicht komisch, sich auf der Bühne zu küssen, wenn alle zuschauen, besonders der eigene Freund?«, will ich wissen.

Marlene zuckt gelassen mit den Schultern. »Das muss man ganz professionell angehen.«

»Glaub ihr kein Wort. Als wir die ersten Male geprobt haben, sind wir beide fast zusammengebrochen vor Lachen. Die Crew hat Wetten abgeschlossen, ob der Kuss heute klappt.«

»Hat man gar nicht gesehen«, sagt Luisa.

Das kann ich nur bestätigen.

Selbstbewusst stemmt Marlene die Hände in die Hüften.

»Genau deswegen haben wir jetzt allen Grund, es krachen zu lassen. Also folgt mir unauffällig.«

»Ähem«, räuspert sich Kai, »ich will Luisa schnell unser Klassenzimmer zeigen. Wenn sie schon mal da ist …«

»Dann kommt eben nach, wir feiern im kleinen Pausenhof«, ruft Marlene und bevor ich mich allein gelassen fühlen kann, hat sie sich bei mir untergehakt und zieht mich mit sich davon.

Als wir dort eintreffen, verstummen die Gespräche und alle klatschen.

»Faustus, Faustus!«, brüllen sie im Chor.

»Das macht man so unter Kollegen«, flüstert Marlene mir ins Ohr. »Faustus ist unser Superstar, musst du wissen.«

Das ist mir längst klar. Toll gespielt haben sie alle, wenn man von einem kleinen Textaussetzer Claudios im ersten Akt absieht. Aber so genial wie Faustus war sonst keiner. Kein Wort klang bei ihm auswendig gelernt oder künstlich und seine Mimik spiegelte immer ganz deutlich Benedikts Emotionen wider. Hätte ich ihm nicht zugetraut. Ich dachte bis heute ja immer noch, er würde nur eine Nebenrolle spielen. Wie peinlich. In Sachen Infos über Faustus muss ich wirklich noch aufmörteln.

Inzwischen sind wir umringt von den anderen Darstellern, die alle mit Faustus anstoßen wollen. Irgendjemand hat mir auch ein Glas in die Hand gedrückt und Marlene klärt mich über die richtigen Namen der Einzelnen auf. »Robby« kann ich mir gerade noch merken, denn ihm fällt Marlene knutschend um den Hals. Die anderen sind mir in den letzten zwei Stunden in ihren Rollen so vertraut geworden, dass ich mich schwertue umzudenken. Wie kann ein »Don Pedro«, der Prinz von Aragon, in Wirklichkeit Ignatz heißen!? Es kommt mir auch seltsam vor, die versammelte Mannschaft in Jeans und Turnschuhen zu sehen. Wo hat Hero ihr prunkvolles Samtkleid gelassen? Warum trägt Leonato seine schwere, goldene Kette nicht mehr, die ihn als Gouverneur auszeichnet? Das ist halt das Schicksal von Schauspielern – sie werden vom Publikum immer mit ihrer Rolle gleichgesetzt.

Am Ende ist Else Kling aus der Lindenstraße tatsächlich kein böses Schwatzmaul und Bruce Willis hat auch seine weichen Seiten ...

Party machen können die Theaterleute jedenfalls genauso, wie ihr Ruf ist. Die Anlage ordentlich aufgedreht, fangen die ersten an zu zappeln. Und die Bowle ist auch nicht nur Kinderpunsch, das spüre ich genau. Ob der junge AG-Lehrer, der sich und seine Aufsichtspflicht dezent im Hintergrund hält, das weiß? Gerade will ich Faustus suchen, um ihn danach zu fragen, da steht er auch schon hinter mir.

»Tut mir leid, aber ein paar Menschen kann man nicht

so leicht abschütteln, wenn sie erst angefangen haben zu reden.«

»Null Problem, ich hab mich königlich amüsiert. Euer Don Juan ist ein richtiger Spaßvogel und das Zeug hier zeigt auch schon Wirkung.«

Faustus riecht an meinem Glas. »Oha, wo hast du das denn her? Wenn der Kluger das spitzkriegt, sprengt er das Fest noch vor Mitternacht.«

»Hab ich mir gedacht. Wäre bei uns nicht anders. Wenn unser Direx so eine Aktion überhaupt erlauben würde.«

»Unseren stimmt auch nur der Ruhm milde.«

Eine Weile stehen wir nur da und schauen den Leuten beim Tanzen zu. Mit Faustus kann man auch mal den Mund halten und seinen Gedanken nachhängen, ohne dass es unangenehm wäre. Sven ist ganz anders. Der hat immer was zu erzählen. Sprudelt fast über. Manchmal muss ich mich richtig anstrengen, um überhaupt zu Wort zu kommen. Hat er eine Geschichte vom Stapel gelassen, fällt ihm schon die nächste ein.

Wie er mit nur einem Ski den Hang heruntergecarvt ist, weil vom anderen die Bindung aus heiterem Himmel entzweigebrochen war. Und apropos Berghütte: minus zehn Grad und weder Klo noch fließend Wasser im Haus. Da hat Abenteurer Sven einfach den Schnee über dem offenen Kaminfeuer aufgetaut und sich in der freien Natur den Hintern abgefroren. Als Belohnung: genialer Ausblick und Pisten für ihn allein.

Keine Ahnung, wieso mir gerade Svens Winterstorys

einfallen. Mitten im Hochsommer. Laue Nacht, Kerzenlicht, Musik. Wenn Sven jetzt da wäre …

Ich merke, dass Faustus mich von der Seite anblickt. Sieht besorgt aus. Kann er meine Gedanken lesen?

»Hat es dir denn gefallen?«

»Wie, äh, was?«

»Das Stück?«

Ach, du Sch… ! Habe ich ihm das etwa noch nicht gesagt? Der muss mich ja für einen totalen Büffel halten. Alle Welt schwärmt ihn an und ich, Madame Vanessa, hülle mich in ignorantes Schweigen. Ich sollte mich besser auf die Anwesenden konzentrieren, als den Abwesenden hinterherzuträumen. Peinlich!

»Es war grandios, phänomenal geradezu! Hätte ich im Entferntesten geahnt, dass Theater so viel Vergnügen bereitet, hätte ich mir das schon früher gegönnt. Besser als Kino, ehrlich, so live und hautnah.«

Ich merke selbst, dass ich gnadenlos übertreibe. Es stimmt zwar haargenau, was ich sage, aber ich klinge wie ein Deutschlehrer auf Werbetour für ein Theater-Jugend-Abo.

Faustus fängt laut an zu lachen. Lacht und lacht. Er lacht mich aus! Recht hat er, was brabble ich auch so einen Blödsinn.

»Du bist wie ich«, japst er. »Wenn du eine Scharte auswetzen willst, dann redest du dich um Kopf und Kragen.«

»Dann glaubst du mir, dass es mir wirklich gefallen hat?«

Faustus stupst mit dem Zeigefinger leicht meine Nase.

»Ich habe dein Gesicht gesehen, direkt nach der Vorstellung. Es hat geleuchtet. So richtig. Von innen heraus.«

»Dann wolltest du mich bloß in die Falle locken!?«

»Unsinn, das würde ich nie tun. Wollte dich nur ablenken. Du hast so bedrückt gewirkt. Was Besseres ist mir auf die Schnelle nicht einfallen.«

»Ziemlich gute Menschenkenntnis. Hast du die auch von deiner Exfreundin?«

»Wie kommst du gerade auf die?«

Wupps, das ist mir so rausgerutscht. Hoffentlich habe ich nicht das nächste Fettnäpfchen erwischt. Ich sollte mir angewöhnen das Hirn einzuschalten, bevor ich den Mund aufmache. Ich werde auch nicht gern auf Konstantin angesprochen. Jetzt ist es zu spät, um zurückzurudern.

»Sven hat doch erzählt, dass sie irgendwas mit Psychologie am Hut hatte. Deshalb dachte ich ...«

»Stimmt schon. Sie hat Psychologie studiert. Im ersten Semester. Kaum anzunehmen, dass das schon auf mich abgefärbt hat.«

»Sie ist älter gewesen als du?«

»Zwei Jahre.«

»Das hat funktioniert? Ich meine, nicht nur wegen dem Alter, sondern Schüler und Studentin ...?«

»Am Anfang schon. Wir haben uns fabelhaft verstanden, da war's uns beiden egal. Später hat ein Schüler ihr dann doch nicht mehr gereicht.«

»Was ist passiert? Oder willst du lieber nicht darüber reden?«

»Inzwischen geht's. Sie hat sich ihren Professor geschnappt. Besser gesagt, den Assistenten ihres Profs. Gebildet, erfolgreich, Geld und bessere Karten fürs Examen. Konnte ich nicht mithalten.«

»Es gibt Frauen, die für ihre Karriere die Liebe opfern. Ziemlich bescheuert, wenn du mich fragst. Glücklich ist sie vielleicht auch nicht.«

»Ich weiß. Hätte nur nicht gedacht, dass sie so eine ist. So viel zu meiner Menschenkenntnis.«

»Ich ahne, wie's dir geht. Der akute Schmerz ist zwar weg, aber der blöde Nachgeschmack ist geblieben.«

»Trifft es haargenau. Hast du wohl auch schon erlebt?«

Ich nicke. Eigentlich rede ich ja nicht gern über Konstantin. Denn auch wenn das Megakribbeln gefehlt hat, muss ich zugeben, dass ich damals bitterst enttäuscht gewesen bin. Enttäuscht, wie leicht es für ihn gewesen ist, sich in eine andere zu verlieben. Mich mit einem Fingerschnippen auszutauschen. Nach außen hin tue ich lässig. Ich bin ihm ja auch nicht so richtig böse. Eigentlich ist es mir eher peinlich, für eine andere stehen gelassen worden zu sein. Für eine, die so viel hübscher ist. Von den Kratzern an meinem Ego ganz zu schweigen. Ich bin mir sicher, dass jeder insgeheim versteht, wieso er zu Caro gewechselt hat, auch wenn es offiziell keiner zugibt. Vorzeigefrau statt Vorstadtmops. Die größte Angst habe ich davor, dass irgendwann mal einer laut zugibt, was ich befürchte. Mir ins Gesicht schleudert: »Hey Dicke, ist doch kein Wunder, dass dein Freund dich sitzen gelassen hat. Bei deiner Figur!« Deshalb gebe ich lieber vor, dass es mir nix ausgemacht hat, und mache die dummen Bemerkungen über meinen Hüftspeck selbst. Ich glaube, das tut weniger weh.

Aber heute fühle ich mich gar nicht mehr so dick. Ich gebe zum ersten Mal Luisa recht – im Moment sitzen meine Pfunde plötzlich an der richtigen Stelle. Keine Ahnung, ob das nur am Kleid liegt. Und ich habe zum ersten Mal das Gefühl, die Konsti-Kiste jemandem ehrlich erzählen zu können. Weil Faustus so was Ähnliches erlebt hat und erstaunlich offen damit umgeht.

»Mein Freund hat mich gleich für seine angeblich große Liebe sitzen lassen. War ein ganz schöner Magenschwinger, ähnlich wie bei dir.«

»Und, glaubst du trotzdem noch dran? An die große Liebe?«

»Ganz schön ungewöhnliche Frage für einen Mann.«

»Wieso?«

»Na ja, über Gefühle reden ist normalerweise nicht gerade eure große Stärke.«

»Sagst *du*, als Expertin in diesen Dingen ...«

»Autsch, erwischt! Aber man passt sich eben seiner Umgebung an.«

»Dann kennst du die falschen Männer *und* drückst dich am liebsten selbst vor der Antwort!«

»Dafür bist du sehr hartnäckig. Aber o. k.: Theoretisch

glaube noch an die große Liebe! Die Praxis lässt allerdings noch etwas zu wünschen übrig. Und du?«

»Auch. Wieder jedenfalls, seit …«

»He, ihr beiden Partymuffel! Hier wird kein Trübsal geblasen, sondern mitgemacht!« Marlene tänzelt auf uns zu.

»Wollen wir?«, fragt Faustus.

Ich hätte zwar noch gerne gewusst, seit wann er über seine Ex hinweg ist und wie lange es gedauert hat. Denn oft habe ich es tatsächlich noch nicht erlebt, dass man bei einem Typen hinter die Fassade gucken kann. Möglicherweise ergibt sich das später noch. Abtanzen ist auch keine schlechte Idee!

Ich lasse gerne auf der Tanzfläche die Seele baumeln. Mit ein paar guten Rhythmen sind manche Probleme schnell wie wegblasen. Die Zeit verfliegt. Ich tolle abwechselnd mit Faustus, Marlene und Robby herum. Fühle mich sauwohl, es könnte die ganze Nacht so weitergehen. Leider hat Herr Kluger etwas dagegen.

»So, Leute, Schluss für heute!«

»Och nööö, nur noch ein halbes Stündchen, ist doch gerade so gemütlich!«

Alle nölen, aber der Lehrer kennt kein Erbarmen.

»Ich habe sowieso schon fast eine Dreiviertelstunde verlängert. Noch mehr und ich bekomme Ärger von oben. Und aufräumen müssen wir auch noch!«

»Du musst nicht mithelfen«, raunt Faustus mir zu.

»Warum nicht … Ich habe doch auch mitgefeiert!«

»Du warst mein Gast!«

»Ja und!? Soll ich dir mal verraten, was ich von Gästen halte, die einfach ihren Müll nicht wegräumen und das Schuften anderen überlassen!«

»Gute Einstellung«, lobt Marlene. »Solltest du vor dem Abi noch die Schule wechseln wollen, bist du hier herzlich willkommen!«

Sie drückt mir eine Plastiktüte in die Hand und fängt ebenfalls an, Becher und Teller einzusammeln.

Nachdem alle mitangepackt haben, sieht der kleine Hof schon nach zehn Minuten wieder nach Schule aus.

»Veranstaltet ihr das jedes Mal nach einer Aufführung?«

»Wo denkst du hin!«, wehrt Faustus ab. »So cool ist unser Direktor nun auch wieder nicht. Das war nur die Belohnung für die erste Vorstellung. Außerdem ist er selbst großer Shakespeare-Fan.«

Von hinten tippt mir jemand auf die Schulter. Marlene. Sie reicht mir einen Zettel mit einer Nummer.

»Falls du Interesse an echtem Theater hast. Wir gehen ab und zu mal in ermäßigte Vorstellungen. Den Kollegen über die Schulter schauen, du verstehst!«

»Super, das ist klasse. Danke!«

Ich strahle sie an. Die nette Meute hier würde ich sowieso gerne wiedersehen. Und was Theater betrifft, habe ich wahrlich Blut geleckt.

»Sie mögen dich«, stellt Faustus fest.

»Ich sie auch. Ich hatte richtig Spaß, auch ohne die anderen. Ist dir eigentlich aufgefallen, dass Luisa und Kai gar nicht mehr erschienen sind?«

Wie kommt es, dass mir das erst jetzt auffällt? Ich habe meine beste Freundin die ganze Zeit kein Fitzelchen vermisst. Und Faustus seinen Freund Kai scheinbar auch nicht sehr.

»Allerdings! Was meinst du, ist das ein gutes oder ein schlechtes Zeichen?«

»Ich hoffe, ein gutes!«

Wir grinsen uns an und platzen gleichzeitig heraus: »Sie würden gut zusammenpassen!«

Wir prusten los.

»Wer zuerst etwas weiß, simst dem anderen die Fakten«, schlägt Faustus dann vor.

»Abgemacht!«

»Und jetzt bringe ich dich noch heim!«

»Musst du nicht, mich klaut schon keiner!«

»He – meine Gäste aufräumen lassen ist das eine, aber ein Mädchen nachts allein durch die Gegend geistern lassen das andere. Keine Widerrede!«

»Willst dich wohl bei meiner Mutter einschleimen.«

»Wenn's was bringt. Hauptsache, die Tochter kommt gut nach Hause.«

Eigentlich finde ich das ziemlich süß. Ich habe zwar keine Angst, allein durch die Stadt zu radeln, aber heute bin ich zu Fuß da. Die Fahrradtauglichkeit meines Kleides wollte ich lieber nicht herausfordern. Ursprünglich habe ich natürlich mit Luisas Begleitschutz gerechnet, aber die hat ja andere Sorgen (hihi – oder auch nicht). Immer noch kein Drama, allerdings ist es doch ein gutes Stück und die Nachtbusse fahren auch nur alle Jubeljahre. Zu zweit ist es auf jeden Fall lustiger, die Wartezeit zu überbrücken.

Faustus gibt die Patzer auf den Proben zum Besten.

»Robby hat eine Links-rechts-Schwäche, musst du wissen. Zigmal hat unser AG-Leiter ihm erklärt, dass der Bote von links auf die Bühne kommt. Jedes Mal hat Robby angestrengt nach rechts gestarrt und ist dann zusammengezuckt, als ihm von links die Pergamentrolle gereicht wurde. Wir haben regelmäßig am Boden gelegen vor Lachen. An ernsthaftes Weiterspielen war nicht zu denken, bis unser Lehrer einen roten Pfeil auf die Seite geklebt hat, von der der Bote auftauchen sollte.«

»Ach, deshalb hat er sich am Anfang so unauffällig nach beiden Seiten umgesehen.«

»Das ist dir aufgefallen?«

»Na ja, ich dachte, es gehört dazu.«

»Da ist Patrick, unser Bote, schuld dran. Bis zur Generalprobe hatte Robby es drauf, zur richtigen Seite zu schauen. Aber dann wollte Patrick ihm einen Streich spielen und ist aus der falschen Ecke gekommen. Rausgeredet hat er sich damit, dass bei der Generalprobe etwas schiefgehen muss.«

»Wieso muss etwas schiefgehen?«

»Theaterleute sind extrem abergläubisch. Es heißt:

schlechte Generalprobe, gute Show. Deshalb sind alle froh, wenn was danebengeht. Gut gegen die Aufregung vor der Premiere.«

»Wollte ich dich eh noch fragen: Hast du Lampenfieber?«

»Und wie, gibt kaum was Schrecklicheres!«

»Merkt man dir auf der Bühne überhaupt nicht an.«

»Sobald der Vorhang aufgeht, ist es auch wie weggeblasen. Wenn du vorher noch gedacht hast, dass du kein einziges Wort mehr weißt, wirst du dann ganz ruhig und alles fällt dir wie von selbst ein.«

»Wäre bei mir genau andersherum. Wenn ich da oben stünde und wüsste, alle starren mich an, würde ich sofort in Ohnmacht fallen!«

»Willst du es nicht mal probieren? Du kannst doch gut reden. Vielleicht bist du unglaublich begabt.«

»Ich komme mal mit, wenn ihr ins Theater geht, und sehe mir sicher eure nächste Aufführung an. Aber ich schwöre dir, auf eine Bühne kriegen mich keine tausend Pferde!«

»Schade, ich wollte dir schon die Rolle der Hero anbieten, wenn du so schön in Ohnmacht fallen kannst. Unsere Hero hat einige blaue Flecke kassiert, bevor sie das draufhatte. Außerdem hätte sich unsere Crew gefreut … und ich auch!«

»Nee, nee, vertrau mir, als Zuschauer bin ich die bessere Besetzung. Und davon kann man doch auch nicht genug haben, oder?«

Wir sind vor meiner Haustür angekommen. Schade, die Theaterstorys hätte ich mir noch länger anhören können.

»Denkst du an die SMS wegen Luisa und Kai?«, fragt Faustus zum Abschied.

»Logisch!«

Dann verschwindet er in die Nacht. Von hinten erinnert er mich immer noch an Benedikt, wie er mit selbstbewussten Schritten die Straße entlangläuft.

Wetten, dass . . . !

‹Schon was gehört?›
‹Nein. Neugier!!!›
*‹Dachte, Ihr Frauen erzählt Euch immer sofort alles *lol*›*
‹Siehste mal, auch Du hast Vorurteile, die nicht stimmen ;-)›
‹Treffer! Aber was tun?›
‹Telefonterror›
‹Könnte stören›
‹Ja und?›
‹Würdest Du das wollen?›
‹Hüstel! Gegenvorschlag?›
‹Warten›
‹Laaaangweilig!›
‹Lust auf Eis zur Ablenkung?›
‹Ja, ja, ja›
‹Luigi um drei?›
‹Gebucht›

»Ciao, Bellissima! Che bello, dass du mich mal wieder besuchst. 'abe schon gedacht, du 'ast vergessen gute, alte Luigi!«

So übertreiben können nur Italiener, ohne dass es wirklich beleidigt klingt.

Wenn Omi das sagt, und das tut sie jedes Mal, wenn man bei ihr ist oder sie anruft, dann ist es immer ein Vorwurf. Wahrscheinlich könnte ich mich sogar jeden Tag melden und bekäme trotzdem zu hören, dass das letzte Mal »eine Ewigkeit« her ist. Eines haben Luigi und meine Großmutter dennoch gemeinsam: den unnachahmlichen Drang, wahre Massen von Essen in mich hineinzustopfen, denn ich könnte – nein – ich *muss* ohne ihre Fürsorge ja beinahe verhungert sein. Sowohl Omi als auch Luigi würden meine Pölsterchen völlig übersehen, selbst wenn ich zur Tür hereingerollt käme. Der erste Satz wäre immer: »Vanessa, dünn bist du geworden. Du isst nicht genug!«

Was bei meiner Großmama an einem Knick in der Optik liegen muss, bedeutet bei Luigi schlicht und ergreifend: Er liebt üppige Frauen.

»Kannst du mich jagen mit diese Bohnenstange. Ein Frau muss immer noch sein ein Frau!«

Entsprechend ist seine eigene Gattin ein richtiges italienisches Prachtweib. Mit Temperament für zehn. Das kann man, laut Luigi, ebenfalls nur haben, wenn man genug – wie sagt man auf Deutsch, »weiblichen Körper« besitzt.

Bedauerlich, dass die beiden keinen gut aussehenden

Sohn in meinem Alter haben, der Papas Einstellung teilt. Das Männerproblem wäre längst gelöst.

Keine Frage, dass Luigi umgehend die Speisekarte aufzählt.

»'ab ich 'eute gemacht: Tiramisu – ganz frisch. Und du musse probiere unsere Panna Cotta. Rezept noch von meine Mamma. Fantastico!«

»Luigi, ich warte noch auf jemanden und dann esse ich sicher nur *eine* Kugel Eis!«

»Ragazzo?«

Zum Glück kenne ich als Stammkundin den Unterschied zwischen »ragazzo« und »amico«.

ragazzo = *der* Freund, Geliebter

amico = ein Freund

Das hätte sonst ein schönes Schlamassel gegeben, wenn Luigi Faustus wie seinen Schwiegersohn begrüßt hätte. Mit so was muss man bei ihm rechnen.

»Nein, nein, Luigi – amico! Nur ein Bekannter, verstehst du?«

»Ich 'abe verstanden. Aber vielleicht eine künftige Freund?«

»Nein!«

»Du bist so schöne Mädchen, warum du bist immer noch alleine?«

»Weil der Richtige im Moment in Berlin ist.«

»Ist er nicht der Richtige, wenn er dich lässt alleine 'ier!«

»Doch, ich glaube schon.«

Komplett überzeugt klinge ich nicht. Kein Wunder, ganz tief in mir drin macht sich ein leiser Zweifel bemerkbar. Allzu wichtig kann Sven ein Date mit mir nicht sein …

Und Luigi haut noch mal in die Kerbe: »No, no, vertrau Luigi. Kenne ich die Männer gut. Basta! Jetzt bringe ich dir erst mal Cappuccino.«

Erleichtert schnaufe ich durch. Sosehr ich meinen Lieblingsitaliener mag, aber manchmal ist er ganz schön anstrengend. Ich bin froh, dass Faustus noch nicht da ist und dieses Gespräch mitbekommen hat. Wo bleibt er überhaupt? Ich bin die üblichen zehn Minuten zu spät und es kommt selten vor, nicht nörgelnd erwartet zu werden. Eigentlich witzig, bei Sven hätte ich jetzt sofort Panik, dass er mich versetzt. Bei Faustus mache ich mir eher Sorgen, es könnte etwas passiert sein. Er ist einfach nicht der Typ, der jemanden versetzen würde, weil ihm was Besseres dazwischengekommen ist. Keine Ahnung, was mich da so sicher macht. Aber es ist so.

Da kommt er um die Ecke gebogen. Hab ich's doch geahnt! Schon von Weitem kann ich die schwarzen Ölspuren in seinem Gesicht und an den Armen sehen. Neben sich schiebt er ein leicht verbeultes Fahrrad.

»Meine Kette wollte nicht ganz so wie ich.«

»Kaum zu übersehen, du Ärmster. Ich habe mir ja auch schon manche Ausrede fürs Zu-spät-Kommen ausgedacht. Aber eine so wirkungsvolle hatte ich noch nie.«

»Luisa hat mal diese kleine Schwäche von dir erwähnt.«

»Luisa spricht mit dir über meine Schwächen!?«

»Nur unter Androhung von Folter!«

»Die kann was erleben, wenn sie wieder aus der Versenkung auftaucht!«

»Lass Gnade walten, frisch Verliebte gelten als nicht zurechnungsfähig.«

»Sag bloß, du weißt was!«

»Nö, lediglich Gerüchte, aber ich wette, ich erfahre es vor dir.«

»Wovon träumst du nachts?«

»Von dir!«

»Ha, ha, sehr komisch. Im Ernst: Luisa ist meine beste Freundin. Du kannst davon ausgehen, dass ich die ganze Wahrheit vor dir erfahre.«

»Und Kai ist mein bester Freund!«

»O. k., du Ungläubiger – dein Wetteinsatz?«

»Kannst du kochen?«

»Einigermaßen, was hat das damit zu tun?«

»Meine Lasagne der Spitzenklasse gegen dein Favoritengericht.«

Ich denke an meine Gemüsesuppe. Der würde sich dringend wünschen, dass ich gewinne, wenn er davon wüsste. Hämisch grinsend stimme ich der Wette zu.

Luigi bringt den Kaffee und schlägt die Hände über dem Kopf zusammen.

»Madonna mia, was iste passiert? Kommst du mit, kümmert sich Francesca um dich!«

Ohne Widerrede zuzulassen, dirigiert er Faustus in die

Küche und lässt sich auch den riesigen Freundschaftsbecher mit extra Sahne auf Kosten des Hauses nicht nehmen. Ich stöhne laut auf. Bei allen guten Vorsätzen, keine Figurdramen mehr abzuziehen, aber deshalb gleich Eis für eine ganze Fußballmannschaft?

Stirnrunzelnd sieht Faustus mich an.

»Is' was?«, frage ich.

»Schwör mir, dass du dich bei meiner Lasagne nicht so zurückhalten wirst.«

»Ach, sieh mal an, da ist aber jemand schon nicht mehr ganz so siegesgewiss!«

Wieder einmal kann ich beobachten, wie Faustus leicht rosa wird. Wieso hat er denn auch mit mir gewettet, wenn er selbst nicht an seinen Sieg glaubt? Männer sind manchmal ein echtes Rätsel. Kann mir aber egal sein. Ich werde gewinnen, das weiß ich genau.

Trotzdem lässt Luisa mich beinahe den ganzen Sonntag brutzeln. Anrufen gilt nicht. Das habe ich Faustus versprochen. Verdammt, wenn Luisa sich bis Montag in der Schule Zeit lässt, stehen Faustus' Chancen besser, denn den ersten Kurs haben Luisa und ich nicht gemeinsam. Aber ich habe mich nicht verrechnet. Am Abend bimmelt es und meine liebe Freundin giggelt ins Telefon. Rückt nicht mit der Sprache heraus, die Foltermeisterin, sondern beordert mich umgehend zu sich. Um dann als Erstes dumm zu fragen, ob ich böse bin, weil sie und Kai nicht mehr auf der Party waren.

»Nein, aber ich werde gleich sauer, wenn du weiter so geheimniskrämerisch bist.«

Schon an der Nasenspitze kann ich ihr ansehen, wie verknallt sie ist. Aber als Busenfreundin habe ich doch bitte schön ein Anrecht auf Details. Ausführlich und in Farbe. Ich bekomme sie. Ohne Punkt und Komma.

Denn Kai ist ja sooooooo süß. Das Klassenzimmer ist natürlich abgeschlossen gewesen. Hat Luisa aber eh nicht so dringend interessiert, wie's da aussieht. Kicher, kicher! Aber dann ist im Flur das Licht ausgegangen. In der Dunkelheit hat Kai endlich den Mut gefunden, den Mund aufzumachen. Er, der normal ein Experte der knappen Sätze ist, hat mindestens fünf Minuten geredet, ohne Luft zu holen.

Dass er Luisa von Anfang an toll gefunden hat (kaum zu übersehen!), dass er sie am liebsten gleich nach Rock im Park *angerufen hätte, sich aber nicht getraut hat (er kennt wohl auch die Drei-Tage-Regel), dass Faustus ihn so lange bequatscht hat, bis er sich doch gemeldet hat (gut gemacht!), dass er froh ist, dass er Luisa endlich mal unter vier Augen sprechen kann (verständlich!), und dass, und dass, und dass …*

Zum Schluss hat er völlig außer Puste vor Luisa gestanden, bis sie ihn geküsst hat.

»Du hast ihn zuerst geküsst?«

»Musste ich doch, sonst wäre er umgefallen. Hat sich gelohnt. Kai küsst großartig.«

Kai macht überhaupt alles großartig, daran zweifelt niemand, schon gar nicht Luisa. Er hat sie zum See entführt, ihr die Sterne vom Himmel und eine rote Rose aus Nachbars Garten geholt. Im VW-Bus hatte er eine Flasche Prosecco geparkt. Für alle Fälle. Deshalb haben die beiden auch gleich im Bus übernachtet, denn Alkohol und Autofahren verträgt sich bekanntlich nicht. Clever eingefädelt. Über den Rest der Nacht lächelt Luisa nur genießerisch. Nur so viel: Ein Bus ist bequemer als ein gewöhnlicher PKW. Und Kai hat definitiv an *alles* gedacht, inklusive Frühstücksvorräte für den Morgen danach.

Hört sich romantisch an, muss ich zugeben. Mir selbst ginge das allerdings etwas zu schnell.

Ich lasse mir lieber mehr Zeit. Wie mit Konstantin damals. Kann mir einfach nicht vorstellen, dass ich gleich am Anfang völlig locker und entspannt wäre. Da bin ich mit Luisa ausnahmsweise mal unterschiedlicher Meinung. Die findet, richtig verliebt zu sein genügt und die Bindung wächst im Bett. Ich brauche erst Vertrauen, um einen Mann so nah an mich heranzulassen. Nicht nur weil sich der kleine Schwabbelbauch dann nicht mehr verbergen lässt. Solange ich mich noch frage, ob ich alles richtig mache, kann ich meinen Kopf nicht ausschalten. Und der hat in Gefühlssachen nix verloren.

Trotzdem freue ich mich ganz doll für Luisa. Selten war sie so hin und weg. Gute Aussichten für Kai, nicht schon nach ein paar Wochen zum alten Eisen geworfen zu werden, wenn der lieben Luisa wieder einfällt, dass in ihren Zukunftsplänen kein Platz für eine feste Bindung ist. Aber es sieht rosarot aus. Kai hat seiner Liebsten nämlich gesteckt, dass er davon träumt, ein Jahr nach Australien zu gehen. Nach dem Zivildienst. Perfektes Timing – dann können sie gleich zusammen abtauchen.

Ziemlich spät trolle ich mich nach Hause. Hoffentlich schläft Mama schon. Wenn am nächsten Tag Schule ist, ist sie manchmal ziemlich eigensinnig. Nichtsdestotrotz muss Zeit für Triumphmeldungen sein.

‹Erster!›
‹Kein Wunder, wenn Du gleich Überstunden machst›
‹Wer kann, der kann!›
‹Und??? Wie sieht's aus bei den beiden?›
‹Alles im grünen Bereich! Verliebt, glücklich, unzertrennlich›
‹Gratuliere! Wann Lasagne?›

Faustus ist ein guter Verlierer. Das muss ich ihm lassen. Ohne Murren räumt er seine Niederlage ein und stellt sich als Koch zur Verfügung. Mit langer, weißer Schürze und Topflappen in der Hand öffnet er die Tür.

Ich hätte schwören können, seine Mutter hilft ihm. Gewaltiger Irrtum! Seine Eltern sind zu irgendeiner Gala eingeladen und gar nicht da. Sie würden wahrscheinlich auch einen Anfall kriegen, wenn sie die Küche sehen würden. Verstreutes Mehl, Zwiebelschalen, zerbrochene Nudelplatten tummeln sich zwischen schmutzigen Pfannen und Löffeln. Das reinste Schlachtfeld. Aber es duftet köstlich.

Gemütlich ist es bei Faustus obendrein. Nicht so eine steife Bude mit auf Hochglanz polierten Möbeln und überdekoriertem Sofa, auf das man sich kaum hinzusetzen traut, sondern ein sympathischer Stilmix mit einladender Fläzecke.

In Faustus' Zimmer werde ich nicht von dem obligatorischen Poster eines Fußballstars begrüßt. Stattdessen hängt ein Bild von – wen wundert's – Shakespeare an der Wand und Dutzende Fotos von vergangenen Theateraufführungen. Wie viele Gesichtsausdrücke Faustus hat – faszinierend! Er hat's echt drauf, in jede Rolle zu schlüpfen.

Als Gangster im Zwanzigerjahre-Outfit pfeift er mir entgegen. Und natürlich als teuflischer Mephisto in einer modernen Version von Goethes *Faust* – gruselig!

Die meisten Bonuspunkte sammelt die gigantische Dachterrasse, auf der Faustus das Essen serviert. Efeuüberwuchert, bunte Blumen überall und Windlichter, die alles in sanftes Licht tauchen. Der Rotwein schimmert in großen Gläsern und die Stoffservietten (!) liegen mit einem Farnblatt (!!) dekoriert bereit.

Perfekte Kulisse.

Was auf meinem Teller landet, übertrifft alles. Sämtliche Nudelgerichte rangieren bei mir gleich nach Schokolade. Wenn ich wie heute einen Bärenhunger habe, sogar noch davor. Von zu Hause bin ich ziemlich verwöhnt, aber diese Lasagne schlägt alles bisher Dagewesene. Nicht mal Mamas Bolognesesoße kann da mithalten.

»Hm, saulecker. Um was wetten wir als Nächstes?«

»Um was du willst. Nachdem du dein Versprechen gehalten und nicht gleich nach der ersten Gabel schlappgemacht hast.«

»Werde ich erst morgen bereuen.«

»Kannst du mir mal erklären, was es da zu bereuen gibt?«

Sch...! Ich habe ihn schon wieder unabsichtlich vor den Kopf gestoßen. Klar muss er annehmen, dass es mir nicht schmeckt, wenn ich was vom »Bereuen« fasele. Richtigstellen – jetzt!

»Das hat nichts mit deiner Lasagne zu tun.«

»Denke ich mir schon, aber womit dann?«

»Äh, kannst du dir das nicht denken?«

»Nein, sonst würde ich nicht zum x-ten Mal fragen.«

»Dann bist du blind. Ich kann mir solche Kalorienbomben eben nicht jeden Tag leisten.«

»Jetzt sag nicht, du hast Probleme mit deiner Figur!«

»Na ja, geht so. Bis vor ein paar Wochen hätte ich deine Einladung sogar ausgeschlagen.«

»Hast du den Verstand verloren oder ist die Erfindung des Spiegels noch nicht zu dir vorgedrungen!? Du siehst doch super aus!«

»Manche sind da anderer Meinung. Aber ich habe inzwischen eingesehen, dass die Diät-Tour auf Dauer nichts bringt.«

»Was für Diäten?«

Niedlich, wie entsetzt Faustus aussieht ... Aber kann man einem Jungen von Gemüsesuppe und Trennkost erzählen? Ich glaube, Faustus schon. Jemandem, mit dem man so offen über die Verflossenen quatschen kann, kann man eine ganze Menge anvertrauen. Ganz sicher. Ich habe jedenfalls gar keine Angst, dass er mich auslachen könnte. Und seine Komplimente scheinen ehrlich gemeint zu sein. Vielleicht habe ich mich dann ja auch in Sven getäuscht und den Männern geht es gar nicht *nur* um die Traumfigur. Ohne weiter nachzudenken, gebe ich meine Fehlversuche zum Besten. Über die Lauf- und Fitnessqual muss Faustus herzhaft lachen.

»Kannst du mir erklären, wieso ihr Frauen so was macht?«

»Um schön zu sein.«

»Für wen?«

»Dumme Frage, für euch natürlich.«

»Hat dir jemals ein Junge gesagt, du wärst nicht schön?«

»So direkt nicht ...«

»Siehst du, wozu dann der Schwachsinn?«

»Deswegen kriege ich trotzdem mit, wenn hinter Mädels wie Heidi Klum hergeglotzt wird.«

»Ich pfeife grundsätzlich keinen Models hinterher.«

»Du nicht, aber Sven.«

»Ach so, es geht also um Sven?«

Ups! Das ist mir so herausgerutscht. So umfassend ehrlich wollte ich nun auch wieder nicht sein. Aber jetzt noch zu leugnen ist auch bescheuert. Luisa hat mir doch geraten, nicht immer so zurückhaltend zu sein. Faustus müsste schließlich am ehesten wissen, was Sven über mich denkt.

Laut sage ich: »Schon möglich.«

»Tja, dann …«

»Was dann? Meinst du, ich habe eine Chance?«

Faustus sieht plötzlich ziemlich verschlossen aus.

Hätte ich nur nicht so direkt gefragt. War eine Schnapsidee! Wie konnte ich erwarten, dass er mir zuliebe das Gefühlsleben eines engen Freundes ausplaudert!? Ich sollte versuchen zu retten, was zu retten ist … »Vergiss, was ich gesagt habe!«

»Ich weiß es sowieso nicht genau. Über so was rede ich sicher nicht mit Sven. Aber generell hat bei dem jede Frau eine Chance.«

Noch auf dem Nachhauseweg zermartere ich mir das Hirn, was er damit gemeint haben könnte. Hat nicht sehr freundlich geklungen. Ob das nur daran gelegen hat, dass er Sven nicht reinreiten wollte? Immerhin habe ich ihn ganz schön überfahren. Oder hat es damit zu tun, dass Männer nicht so viel miteinander quatschen wie Frauen? Luisa und ich erzählen uns alles. Das hat sich seit der fünften Klasse, als wir uns zum ersten Mal getroffen haben, nicht geändert.

Am ersten Schultag hat Luisa, noch mit blonden geflochtenen Zöpfen, verängstigt in der Klassentür gestanden, ähnlich wie ich kurz vorher. Viele der anderen Kinder haben sich noch aus der Grundschule gekannt. Deshalb großes Gejohle, und jeder Platz, den ich angesteuert habe, war schon besetzt. Kein vertrautes Gesicht. Meine zwei besten Freundinnen hatten es nicht aufs Gymnasium geschafft und die anderen ehemaligen Mitschüler waren der Parallelklasse zugeteilt worden oder gleich auf andere Schulen gegangen. Nur die eklige Beate in der ersten Reihe kannte ich, aber neben der wollte ich nicht sitzen. Deshalb hatte ich einen Platz allein, als ich das blonde Mädchen entdeckte. Verständnisvoll habe ich ihr entgegengelächelt und Luisa hat das wortlose Angebot dankbar angenommen. Sie war neu hergezogen und hat sich noch scheußlicher gefühlt als ich. Keine Frage, dass ich nach der Schule auch gleich noch den Fremdenführer gespielt habe und wir beide seit diesem Tag nicht mehr zu trennen sind.

So manchen Lehrer haben wir im Laufe der Jahre an den Rand des Nervenzusammenbruchs getrieben, weil wir nicht aufhören konnten zu schnattern. Manchmal sind wir haarscharf dem Auseinandergesetztwerden entgangen. Dann haben wir uns wieder für eine Weile zusammengerissen und Briefchen geschrieben.

In der Siebten haben wir ein ganzes Tagebuch gefüllt. Das besitze ich heute noch. Wenn ich darin blättere, kann ich kaum fassen, was für kindische Dinge damals für uns noch wichtig gewesen sind. Seitenweise Texte unserer

Lieblingslieder – auf Englisch bzw. was wir dafür gehalten haben. Glitzersticker in allen Farben. Und Verwünschungsformeln für einige Lehrer. Die Kippe der ersten, verbotenen Zigarette haben wir eingeklebt. Als Mahnmal für die grauenvolle Übelkeit.

Vor einiger Zeit hat Luisa geschworen, nie in den schönen Jan verliebt gewesen zu sein. Aber ich habe es schwarz auf weiß:

Wenn Jan mich anschaut, dann wird mir ganz komisch. Gestern habe ich ihn beim Reden aus Versehen angespuckt und bin deshalb ganz schnell zum Klo gerannt. Wie peinlich. Ich kann nicht mehr in die Schule gehen. Bist Du auch in jemanden verliebt? – L.

Wir haben den heiligen Indianerinnen-Eid abgelegt, dass kein Dritter jemals einen Blick in dieses Buch werfen darf. Seinen Platz hat es immer noch unter meinem Bett in einer Metallkiste. Gemalte Totenköpfe und eiserne Fäuste sollen verhindern, dass Mama die Neugierde überwältigt.

Inzwischen simsen oder telefonieren wir lieber. Sonst hat sich nix geändert. Im Gegenteil: Ich weiß immer ganz genau, was mit Luisa los ist. Und umgekehrt. Möglich, dass Jungs anders ticken. Für die Herren der Schöpfung scheint es viel wichtiger zu sein, cool dazustehen. Auch den engsten Freunden gegenüber. Das lässt sich schwer mit Ausheulen wegen Liebeskummer oder so vereinbaren.

Warum ist sich Faustus dann aber so sicher gewesen, dass er von Kai ein Feedback wegen Luisa bekommt?

Sicher genug für 'ne Wette! Bisher habe ich gedacht, die drei wären so unzertrennlich wie Luisa und ich. Könnte natürlich auch sein, dass Faustus und Kai alles bekakeln, aber Sven sich raushält. Würde auch erklären, warum Sven zu Faustus' Aufführung nicht da gewesen ist. Ja, so muss es sein. Schöner Mist. Dann hätte ich mir das Geständnis sparen können. Wieso gehe ich blöde Kuh davon aus, dass die drei so dicke sind, nur weil sie gemeinsam auf ein Rockkonzert fahren? Was für eine Blamage! Aber was hängen die dann immer miteinander rum, wenn sie sich gar nicht so gut verstehen? Wenn ich es mir genau überlege, hat es tatsächlich Anzeichen für Unstimmigkeiten zwischen Faustus und Sven gegeben. Immer wieder diese Sticheleien, die Kai geschlichtet hat.

Wenigstens ist die Gefahr dann nicht so groß, dass Faustus Sven was steckt. Und überhaupt, was soll das heißen: »… aber generell hat bei dem jede Frau eine Chance«?

Ist das jetzt gut oder schlecht für mich?

Bedeutet das: Er ist auch offen für weniger schlanke Mädels – oder – er nimmt jede?

Irgendwie hat diese Bemerkung einen schlechten Nachgeschmack hinterlassen, ohne dass ich genau dahinterkomme, wieso. Oberdoof, nach dem sonst so entspannten und schönen Abend. Ich ärgere mich grün und blau, dass ich überhaupt davon angefangen habe. Lieber hätte ich mir viele Theatergeschichten von Faustus angehört und noch ein paar von diesen hinreißenden Komplimenten eingeheimst. Stattdessen ruiniere ich mit meiner schonungslosen Ehrlichkeit die Einladung. Noch schlimmer ist bestimmt mein Diätwahn angekommen. Faustus ist der erste Typ, der für mich gekocht hat, und ich bringe Diätrezepte auf den Tisch. Mehr daneben geht echt nicht. Da kann er zehnmal so tun, als wäre nichts. Höflichkeit, sonst nichts. Das haut den stärksten Kumpel um. Bestimmt hat Faustus deshalb so demonstrativ gegähnt und den Abend kurz darauf beendet. Ich wäre nämlich gerne noch länger geblieben. Das nächste Mal mache ich um die Themen Abnehmen und Sven einen großen Bogen.

Berg und Prophet treffen sich

‹Danke für die hammermäßige Lasagne und sorry wegen meinem dummen Abnehmgewäsch etc.!›

Niente. Keine Antwort.

Am Anfang hab ich noch an einen leeren Akku geglaubt. Aber nach zwei Tagen ist jedes Handy wieder aufgeladen. Verschollen im Datennirwana? Passiert äußerst selten.

Trotzdem: zweiter Versuch.

‹Hast Du meine SMS nicht gekriegt?›

Eine Ewigkeit später:

‹Doch, danke›

Was ist das denn? So knapp und schmerzlos. Keine Andeutung für ein nächstes Treffen. Das muss ich sofort ändern.

‹Mehr fällt Dir nicht ein ;-)›
‹Viel zu tun!›

Misstrauisch starre ich auf mein Display. So kurz vor den Sommerferien hat kein Mensch viel zu tun. Da stimmt was nicht.

Ich bin Faustus mit meinem Gequatsche tatsächlich zu sehr auf die Nerven gegangen. Das hat man davon, wenn man zu offen ist. Die Svennummer war auf jeden Fall zu viel, so viel ist klar. Aber noch schlimmer war wahrscheinlich die Abnehmdiskussion. Ganz passendes Thema zum Essen! Ist mir ja gestern schon klar geworden.

Ich hab meinen Mund gar nicht mehr zubekommen, weil ich so in Fahrt gewesen bin. Habe noch gedacht, wie wahnsinnig witzig ich wäre. Das muss einen Spitzenkoch ja langweilen. Ich Schaf! Oder er hat dadurch erst richtig gemerkt, dass ich zu dick bin. Kann doch sein, dass er vorher gar nicht richtig hingesehen hat. Und die Komplimente? Einstudierte Show. Ist schließlich Schauspieler. Kacke! Und ich fühle mich in seiner Gesellschaft echt wohl. Habe viel Spaß und muss mich nicht verstellen. Alles ist ganz easy, wie das unter guten Freunden eben so ist. Das mit dem guten Freund hab ich mir doch nicht nur eingebildet, oder? Zumindest sind wir auf dem Weg gewesen, gute Freunde zu werden!? Jetzt, wo Luisa kaum noch Zeit hat, wäre ein guter Kumpel schon nicht schlecht.

Überhaupt Luisa. Jeden Tag hängt sie mit Kai ab. An mich denkt sie gar nicht mehr.

»Hab schon was vor«, ist die Standardantwort, wenn ich Freibad oder Rollerbladen vorschlage. Und dann dieses strahlende Grinsen die ganze Zeit. Wie eingefräst. Echt zum Kotzen! Verliebte sind für die Umwelt nur schwer zu ertragen. Da bin ich mir mit Faustus einig. Wir sind in so vielen Dingen einer Meinung. Musikgeschmack, Lieblingsfilme, Schule, Umweltschutz – nicht zu vergessen: Theater. Oder hat er mir das alles nur vorgespielt, um … ja, was? Die dicke beste Freundin von Luisa zu beschäftigen, damit Kai freie Bahn hat?

Sehr nett, danke schön. Ich kann mich aber gerade noch selbst beschäftigen!

Bloß womit? Allein ins Schwimmbad ist madig. Aber wann habe ich zum Beispiel das letzte Mal ein gutes Buch gelesen? Das sollte man viel öfter tun. Sagt Faustus auch. Grrr, Faustus! Lesen fällt aus! Bleibt noch …

Aufräumen! Jawohl, aufräumen. Eine gute Sache. Endlich Ordnung. Und die Lieblingsklamotten krame ich auch wieder hervor. Von wegen – ich bin hübsch trotz Pfunden. Das können sich Luisa und Mama in die Haare schmieren. Ich bin und bleibe zu fett! Nicht mal für eine normale Freundschaft tauge ich, wie man sieht. Keine Ahnung, wie Luisa das seit Jahren aushält. Hat wahrscheinlich auch nur gewartet, bis der Traumprinz sie endlich von mir erlöst.

Heulend poltere ich in meinem Zimmer rum. Nicht mal die *Helden* kommen gegen so viel Selbstmitleid an. Ich weiß selbst, dass mindestens die Hälfte meiner düsteren Gedanken ausgemachter Schwachsinn sind. Aber ich will gar keine bessere Laune haben. Jeder hat ein Recht auf einen miesen Tag. Oder eine miese Woche. Und ich erst recht. Stört doch auch niemanden. Ist ja niemand da, den es stören könnte. Haben alle was Besseres zu tun. Kann ihnen keiner verübeln. Mit mir, dem Trampeltier, dem Elefanten im Porzellanladen, der Fettnapfsprinterin würde ich auch nichts zu tun haben wollen. Dumm, dass man sich selbst nicht loswerden kann.

Urlaub vom Ich – die Reise würde ich postwendend antreten. Mit einem One-way-Ticket.

Wütend kicke ich meinen alten Teddy durch die Gegend. Treuer Begleiter aus Kindertagen! Der hilft mir heute auch nicht weiter. Längst schon auf den Sperrmüll gehört die modrige Pelzlaus! Glupscht bloß eintönig aus seinen treudoofen Knopfaugen.

Schlafen wäre 'ne Maßnahme. So könnte ich mir entkommen. Und der Langweile auch. Aber wer ist schon bei hellstem Sonnenschein müde genug, um sich ins Bett zu knallen … Ich lege mich trotzdem hin und betrachte die Decke.

Wann genau hat eigentlich mein Leben beschlossen, so eine bescheidene Wendung zu nehmen? Bis vor Kurzem war doch noch alles im erträglichen Bereich … Gut, der Traummann hat ein paar Warteschleifen eingelegt und mehr durch Ab- als durch Anwesenheit geglänzt. Das hat mir doch bisher auch nicht so viel ausgemacht. Oder doch und ich habe es nur nicht so deutlich gemerkt?

Aber warum nicht? Und warum jetzt so krass? Und überhaupt …

Über all den wirren Fragen schlafe ich ein. Als ich aufwache, gucke ich in das irritierte Gesicht meiner Mutter. Pochender Kopfschmerz. Erspart mir wenigstens umständliche Erklärungen. Kopfweh versteht sogar Mama als Grund. Nur ich verstehe nix mehr.

Ich habe die Nase voll. Den ganzen Tag rumhängen und Selbstmitleid. Mein Überlebenswille meldet sich. Ich habe keine Lust mehr auf schlechte Stimmung und will was dagegen tun. Heißt es nicht: »Wenn der Berg nicht zum Propheten kommt, muss der Prophet zum Berg kommen«?

Oder war es andersrum? Spielt keine Rolle. Ich werde Sven anrufen. Gleich morgen. Ein Vorwand wird mir noch einfallen. Egal, ob ich dann das Steinmassiv oder der biblische Laberonkel bin. So kann es nicht weitergehen. Noch einen Tag wie ein Hamster im Käfig halte ich nicht aus. Ich brauche Klarheit. Selbst ist die Frau. Ich muss ja nicht gleich mit der Tür ins Haus fallen. Außerdem hat Faustus doch gesagt, dass generell jede Frau eine Chance bei Sven hat. Warum also nicht ich? Und was weiß Faustus schon. Offensichtlich gar nichts. Und wieso drängelt er sich überhaupt immer wieder in meine Gedanken? Wird höchste Eisenbahn, sich auf den Fall Sven zu konzentrieren. Klare Zielvorgaben! Keine Ausreden mehr, kein Zaudern und Zögern!

Ich schlüpfe in die neue Hose und ein neues Shirt. Das Bildtelefon ist zwar noch nicht verbreitet, aber wer weiß. Könnte doch sein, dass Sven ein Treffen vorschlägt und keine Zeit zum Umziehen bleibt. Außerdem muss ich meinen ganzen Mut zusammennehmen, um das durchzuziehen. Gestern Nacht hat sich das so einfach angehört. Nummer wählen, charmant plaudern, wissen, woran ich bin. Happy End – vielleicht.

Aber bei Tageslicht sieht der Plan ganz anders aus. Rissig und wacklig. Da muss jede moralische Unterstützung her, die ich kriegen kann. Gute Optik fürs Selbstbewusstsein hilft enorm.

Zweimal fange ich an, die Zahlen zu tippen, und lege mittendrin wieder auf. Ein paar Karteikarten habe ich mir mit Stichwörtern bekritzelt, damit ich nicht vergesse, was ich sagen will.

Kai & Luisa
Berlin?
Viel Lärm um nichts

steht da.

Mehr ist mir beim besten Willen nicht eingefallen. Drei magere Punkte. Ich kaue auf meinen Lippen herum. Das muss genügen. Er wird sicher auch etwas sagen. Hoffentlich. Hoffentlich das Wesentliche: *Hast du Lust, dich mit mir zu treffen? Wann hast du Zeit?*

Also dann. Tief durchatmen. Er hebt ab.

»Hey, Sven!«

»Hallo?«

»Hier ist Vanessa ...«

»Oh, hey, was verschafft mir die Ehre?«

(Muss er das fragen, kann er sich nicht einfach freuen? Her mit den Kärtchen!)

»Nur so. Wollte mal hören, was du von Kai und Luisa hältst.«

»Passt. Wurde Zeit, dass sie ihn ranlässt.«

(Wieder keine überschäumende Freude. Scheinbar ist er mit Kai und Faustus wirklich nicht so eng. Nächste Karte!)

»Wie war's denn in Berlin?«

»Geile Fete! Die Stadt bebt, kannst du mir glauben. Nicht so müde und brav wie hier.«

(Aha.) »Aha!«

»Du, hör zu, würde ja gerne noch länger mit dir palavern. Bin aber verabredet. Seefest. Kommt doch einfach auch, wenn ihr Lust habt.«

(Ihr?; letztes Stichwort – ab in den Mülleimer!)

»Dachte, hier ist alles so müde und brav?« (Manche Bemerkungen müssen einfach raus!)

»Ha, ha. Man nimmt, was man kriegen kann. Also, vielleicht bis später!«

(Ein Date! Ein Date! Ein Date????)

»Bis später, ciao!«

O. k., er hat gefragt. Auf seine Art. Für überschäumenden Jubel reicht das nicht. Aber es ist ein Anfang. So was

Ähnliches jedenfalls. Ich hadere mit mir. Soll ich hingehen? Was, wenn er mich wirklich in der Mehrzahl erwartet? Könnte er auch nur dahingesagt haben, der Deckung wegen.

Zur Vorsicht rufe ich Luisa an.

Mailbox.

Wenn man die Freundin schon mal braucht! Bestimmt knutscht sie den ganzen Abend mit Kai.

Bevor sich wieder schlechte Laune breitmachen kann, schwinge ich mich entschlossen auf meinen Drahtesel. Zum See, warum eigentlich nicht? Das ist die Gelegenheit, auf die ich gewartet habe. Sven mal ganz allein.

Von wegen ganz allein …

Die halbe Stadt hat sich zur Party am See entschlossen. Keinen Schimmer, wie es in Berlin zugeht, aber eine ansehnliche Partymeile ist das hier ebenfalls. Zig Feste klappere ich ab. Auf einigen streckt man mir bereitwillig eine Flasche Bier entgegen. Muss ich mir für schlechte Zeiten merken, wie einfach es ist, auf einer wildfremden Fete als Gast akzeptiert zu werden. Was zu futtern wäre mir allerdings lieber. Abendessen habe ich in der Eile völlig vergessen. Aber außer ein paar Tüten öliger Chips ist wenig zu holen. Mühsam kämpfe ich mich von Lagerfeuer zu Lagerfeuer. Sven hätte mir die Location ruhig etwas genauer beschreiben können. Dann müsste ich nicht wie bekloppt nach ihm suchen. Oder er hätte mir anbieten können mich abzuholen. Am Parkplatz oder am Kiosk. Treffpunkte gibt es genug. Drauf kommen muss man halt.

Ich überlege kurz, ob ich ihn noch mal am Handy anläuten soll. Zu aufdringlich! Könnte er sich sonst was dabei denken. Außerdem hört er sein Telefon bei dem Lärm wahrscheinlich gar nicht. Lieber wie selbstverständlich vorbeischlendern, als ob ich in der Nähe gewesen wäre. Kommt souveräner. Und dann ist er mal dran mit Konversation. Ein Stückchen kann er mir schließlich auch entgegenkommen. Ich will nicht die ganze Arbeit allein machen. Ein bisschen Eroberung ist gut für mein Selbstbewusstsein!

Endlich entdecke ich seinen blonden Zopf in einer Meute.

Gerade lässt er seine Oberarmmuskeln hüpfen. Er gibt den Gewichtheber, diesmal mit zwei Bierdosen in der Hand und schmeißt sein T-Shirt zwei kreischenden Girlies entgegen.

He is the greatest!

So ist das also. Svens Standardnummer. Deshalb hat Faustus nur müde gelächelt. Am liebsten würde ich gleich wieder umdrehen. Zurück zur ersten Party, da kennt mich wenigstens keiner. Oder gleich nach Hause. Decke über den Kopf. Aber da hat Sven mich entdeckt. Links und rechts die Mädels unter dem Arm, schwankt er auf mich zu.

»Hi, Van, wo sind die anderen?«

Sein Atem riecht nach Bier. Viel Bier. Wenn man bedenkt, dass er noch gar nicht so lange da sein kann … Schnell getankt.

»Wer warst du diesmal? Wieder Ralf Möller oder gleich Arni himself?«

Sven guckt nur dröge. Wahrscheinlich kann er sich nicht einmal mehr erinnern. Seine Begleiterinnen kichern.

»Ach, übrigens: Ich heiße *Vanessa* und wir sind eigentlich auf der Party da drüben.«

Vage deute ich in eine Richtung.

»Wollte nur kurz Hallo sagen. Viel Spaß noch!«

Abgang.

Direktflug nach Hause. Dass Sven mich auf einem der anderen Feste suchen wird, halte ich für ausgeschlossen. Und wenn, dann hat er eben Pech gehabt. Soll er sich doch die Hacken ablaufen. Die Mädels trösten ihn bestimmt. Alle. Denn bei ihm hat ja *jede* Frau eine Chance, das habe ich blitzartig begriffen.

Komischerweise tut es gar nicht weh. Überhaupt nicht. Kein bisschen. Ich warte auf den Schmerz. Wenigstens ein leichtes Ziehen in der Magengrube? Nichts!

Nur ein kleiner Groll macht sich breit. Nicht schlimm und mit einer seltsamen Note. Fast muss ich über mich selbst den Kopf schütteln und mich auslachen.

Diesen Kerl habe ich allen Ernstes für meinen Traummann gehalten?

Diese Pappnase?
Diesen Showbeutel?
Diesen Angeberclown?

Diesen Partylöwen?
Diesen Schluckspecht?
Diesen Ladykiller?

Nicht zu fassen! Von ihm habe ich wochenlang geträumt, mir Küsse im Mondenschein ausgemalt. Für ihn bin ich durch die Abnehmhölle gegangen. Aber damit ist jetzt endgültig Schluss.

Wenn ich eines gelernt habe, dann, dass Aussehen nicht alles ist. Ein Waschbrettbauch und nichts dahinter ist viel schlimmer als ein Speckröllchen mit Herz und Verstand. Kann schon sein, dass bei Sven jede Frau landen kann. Deshalb muss bei mir noch lange nicht jeder Mann eine Chance haben. Den nächsten werde ich mir genauer ansehen. Viel genauer.

Schlagartige Erkenntnis: Darum bin ich nur so zögerlich zu der Party gegangen. Bin ihm nicht entgegengeflogen, wie es sein sollte. Weibliche Intuition, eine Vorahnung gewissermaßen. Ich habe gespürt, dass seine Einladung nicht ernst gemeint war. Wäre o. k. gewesen, mit Kai und Luisa aufzukreuzen. Wäre auch o. k. gewesen, es bleiben zu lassen. Solange genug Anwärterinnen da sind, vermisst Sven niemanden. Und für genug weibliche Fans weiß er zu sorgen. Ist gerade keine andere in Sicht, flirtet er auch mit mir, was soll's: Frau ist Frau. Hohlkopf!

Aber da ist noch was … Etwas, das ich nicht zu fassen kriege, nicht mit Worten formulieren kann. Es muss einen weiteren Grund geben, warum mich Svens Verhalten so kalt lässt. Ich kenne mich, so abgebrüht bin ich normal nicht. War ich vielleicht nicht mehr so doll verknallt in Sven? Mein Kopf fährt schon wieder Karussell. Ich mache lieber dicht. Mag der Sache nicht auf den Grund gehen, nicht mehr heute. Ist schon genug passiert, was ich auf die Reihe kriegen muss, und ich bin viel zu müüüüde.

Mir gehen ein paar Lichter auf

»Hab schon befürchtet, du würdest ihm noch ewig hinterherjaulen!«

Ich räkele mich wohlig bei Luisa im Garten auf einer Liege und die Freundin lässt erste Kommentare zu Svens Auftritt ab. Kai hat heute keine Zeit. Fußballtraining. Und schon werden alte Bekannte aus der Mottenkiste geholt.

»Ja, ja, die hyperschlaue Luisa hat es natürlich gleich gewusst.«

»Nee, bin zuerst genauso reingefallen. Aber seit der Schulsache war's klar.«

»Wieso hast du nichts gesagt?«

»Hab ich doch, aber auf dem Ohr warst du taub.«

»Und warum hab ich es nicht selber gecheckt? Ich steh doch eigentlich gar nicht auf Blender mit nix dahinter.«

»Weil er dich getragen hat. Auf dem Konzert. Das ist deine Schwachstelle. In dem Augenblick hast du angenommen, dein Gewicht würde ihm nichts ausmachen. Kawumm! dachtest du, du wärst verliebt!«

»War ich gar nicht?«

»Am Anfang vielleicht schon. Ein bisschen. Aber dann eher nicht mehr. Nicht in den echten Sven. Bestenfalls in dein Bild von ihm. Genau genommen glaub ich noch nicht mal das.«

So was Ähnliches habe ich mir auch schon zusammengereimt. Wenn ich aufrichtig bin, kenne ich Sven gar nicht richtig. Ein paar Geschichten, die er zum Besten gegeben hat, und das war's. Er ist sicher kein durch und durch fieses Schwein oder so. Aber Tiefgang hat er nicht. Wenn man jemanden zum Abfeiern sucht: Ruf Sven an! Wenn man jemanden zum Reden sucht: Lass es bleiben! Verlassen kann man sich auf ihn nur, solange kein besseres Angebot im Raum steht. Denn dann fährt er ohne mit der Wimper zu zucken nach Berlin. Denkt sich nichts Schlimmes dabei. Das Leben ist eben eine Fete für ihn.

»Wie weiß man denn, ob man richtig verliebt ist?«

»Du stellst Fragen, als ob du das nicht wüsstest. Herzklopfen, Sehnsucht, Liebeskummer. Die ganze Palette.«

»Aber so eine Art Liebeskummer hatte ich doch.«

»Wie bitte? Du hast es doch sogar erstaunlich locker genommen, als Sven nicht bei der Aufführung erschienen ist.«

»Da war ich abgelenkt. Aber vorgestern war's richtig schlimm. Weltuntergangsstimmung vom Feinsten!«

»Wusste ich gar nicht.«

»Wie auch? Du hängst doch nur noch mit Kai ab. Jedenfalls, nach dem Essen bei Faustus …«

»Essen bei Faustus? Schau an, hab ja scheinbar wirklich 'ne Menge verpasst. Könnte ich das bitte der Reihe nach hören?«

Ich muss erst mal durchatmen und Ordnung in mein Gedächtnis bringen. Bin es nicht gewohnt, Luisa eine ganze Latte von Erklärungen nachreichen zu müssen. Habe ich ihr tatsächlich noch nichts von der Wette, der Einladung und meinem Totalversagen in Sachen Konversation erzählt? Also, denne …

Luisa nuckelt genüsslich an ihrem Strohhalm und hört sich den Bericht geduldig an. Ab und zu nickt sie leicht mit dem Kopf und grinst merkwürdig. Ich habe keine Ahnung wieso, aber wahrscheinlich denkt sie zwischendrin einfach an Kai.

Urplötzlich schießt Luisa aus ihrem Liegestuhl und baut sich vor mir auf.

»Sag bitte, dass du *das* nicht gemacht hast! Bist du denn komplett durchgedreht? Hat dich der wilde Affe gebissen oder hast du beim Abnehmen dein Hirn verloren?«

»Schon gut, ich weiß, dass es nicht o. k. war, ihn auszuhorchen, aber …«

»Aushorchen!? Ja, checkst du denn gar nichts? Bist du wirklich so ein Gefühlstrampel oder tust du nur so? Der Junge ist hochgradig verknallt in dich und du hast nichts Besseres zu tun, als ihm von seinem Freund vorzuschwärmen!«

Stille.

Wie gelähmt liege ich da. Dann bricht in meinem Kopf

ein Wirbelsturm los. Ein Tornado, ein Orkan. Er schleudert mir Bilder entgegen:

belegtes Baguette

Herr Saibert

Shakespeare

Blumenstrauß

Lasagne

besorgte Blicke

Wette

Kerzenschein

Komplimente

rot werden

und Faustus, immer wieder Faustus.
Lächelnd,
ernst,
offen,
witzig,
intelligent,
zurückhaltend,
vertraut.

Mein Herz macht kleine Hüpfer. Bei jeder neuen Erinnerung. Zum Schluss tanzt es. Mit den *Helden*, die extra ein Lied gemacht haben über eine wie mich. Eine, die die ganze Zeit nach ihrem Traummann sucht und nicht merkt, dass er direkt vor ihrer Nase herumspaziert. Logo,

Faustus ist ein prima Kumpel. Auch. Aber in erster Linie ist er ein super Typ. Mit wem habe ich denn die entspanntesten, schönsten und lustigsten Stunden verbracht? Wem habe ich denn alles anvertraut, was selbst Luisa nur in Ansätzen weiß? Faustus! Das ist doch genau die Kombi, die ich mir immer gewünscht habe. Und nicht nur das … Meine miese Laune und mein Selbstmitleidsanfall von vorgestern – hatte gar nicht wirklich was mit Sven zu tun. Sondern mit Faustus, weil er auf meine SMS nicht reagiert hat und keine Zeit für mich hatte. Mir wird auf einen Schlag klar, wie sehr ich ihn vermisse. Spätestens seit der Theateraufführung – eigentlich sogar schon seit der Hilfsaktion in Sachen Saibert, hat er sich einen festen Platz in meinem Leben erobert. Still und leise. Nicht mit dem großen Tamtam, das ich von meinem Prinzen erwartet habe, sondern durch viele kleine und große Aufmerksamkeiten. Er hat sich um mich bemüht und ich hab's genossen und trotzdem nicht gemerkt, wie gut er zu mir passen würde. Ich bin es eben nicht gewohnt, dass ein Junge sich meinetwegen anstrengt. Und mir, der völlig verblödeten, kurzsichtigen, vernagelten Vanessa hat keiner was gesagt. Wenn ich den erwische, der die Schmetterlinge in meinem Bauch so gut versteckt hat! Und jetzt habe ich es verbockt. Komplett verbockt.

Au weh – wie konnte ich nur?

»Sieht aus, als hättest du's kapiert!«, kommentiert Luisa meinen Gesichtsausdruck.

»Hab ich. Außerdem ist mir gerade klar geworden, was für ein toller Kerl Faustus ist!«

»Hört, hört!«

»Luisa, verstehst du nicht? Ich glaube, ich bin in Wirklichkeit in Faustus verliebt. Nein, eigentlich bin ich mir sicher, dass es so ist!«

»Das ist *mir* schon länger klar.«

»Ein Hinweis wäre wohl zu viel verlangt gewesen?«

»Dachte, das findest du besser selbst raus. Wenn ich allerdings gewusst hätte, dass du so einen Vogel abschießt …«

»Und was mache ich jetzt?«

»Es ihm sagen.«

»Spinnst du? Und wie? Soll ich ihm vielleicht eine SMS schreiben: Sven war ein Irrtum. Ich liebe dich.«

»So geht's natürlich nicht. Da wirst du schon deinen Allerwertesten in Bewegung setzen und es ihm direkt sagen müssen. Von Angesicht zu Angesicht.«

»Was, wenn wir uns täuschen und er gar nicht auf mich steht?«

»Liebes Kind, einen doppelten Boden gibt es in der Liebe nun mal nicht. Und die Option zu warten, bis er den ersten Schritt macht, hast du dir gründlich vermasselt.«

»Du hast Kai doch auch vorgemacht, dass er Konkurrenz hat.«

»Erstens war das zugegebenermaßen nicht ganz fair. Zweitens habe ich lediglich einen ›unbekannten Verehrer‹

angedeutet. Drittens: Würdest du dich freundlicherweise erinnern, wie Kai mir deshalb die kalte Schulter gezeigt hat, und viertens …

»… ist Faustus nicht Kai!«

»Sehr richtig. Also, komm in die Puschen!«

Luisa hat recht. Ich habe mir die Suppe eingebrockt, jetzt muss ich sie auch auslöffeln. Oft genug habe ich mich vor dem berüchtigten ersten Schritt gedrückt. Aber das war die alte Vanessa, die noch nicht glauben wollte, dass jemand sie attraktiv finden könnte. Wird Zeit, dass ich unter Beweis stelle, dass sich etwas geändert hat. Es ist noch schrecklich ungewohnt, zu sich zu stehen und sich nicht hinter ein paar flapsigen Sprüchen zu verstecken. Mit schlechtem Gewissen denke ich an meine Rückfälle. Statt zu verstehen, dass ich Faustus mit meinem falschen Sven-Geständnis schwer getroffen habe, habe ich mal wieder schwuppdiwupp die Abnehmerei vorgeschoben. Ihm lieber unterstellt, er hätte seine zaghaften Aufmerksamkeiten nicht ernst gemeint. War ja auch viel einfacher! Ablehnung kenne ich schon, rechne jederzeit damit. Kein Wunder, dass ich mich von der ganzen Welt als mollige Vanessa behandelt fühle, wenn ich mich immer noch selbst dafür halte. Klamotten allein machen noch keinen neuen Menschen. Sondern nur »a princess for a day«! Wird Zeit, nicht nur die alten Kleidungsstücke zu begraben. Ich will glücklich sein mit mir und mit Faustus. Und wenn ich dafür auf ihn zugehen muss, werde ich es tun. Blindheit ade!

Ich schaue an mir herunter: weites T-Shirt, schwarze, abgeschnittene Jeans, Sneakers.

Geeignet für einen Chill-out-Nachmittag in Luisas Garten. Nicht unbedingt ein Aufreißer-Outfit.

Die neuen Anziehsachen habe ich heute im Schrank gelassen. Luisa hat auch schon lange keine geänderten Teile mehr geliefert. Aber Drängeln fällt aus. Ich maule zwar über die wenige Zeit, die Luisa hat, aber im Grunde kann ich sie verstehen. Siebter Himmel, rosa Wölkchen. Das muss sie genießen! Würde ich auch gern. Sofort!

Es kribbelt mich in den Fingerspitzen. Heimfahren, duschen, Haare waschen, Umziehen. Das dauert ewig. So lang kann ich nicht warten. Wenn der Mut schon mal da ist, dann besser gleich, bevor ich es mir wieder anders überlege.

Wild entschlossen springe ich auf.

»Drück mir die Daumen!«

»Klaro!«

Herzklopfen bis zum Hals

Vor Faustus' Tür wird mir doch ganz schön mulmig. Das mit dem Mut ist so eine Sache. Er verdrückt sich gerne mal von einer Sekunde auf die andere. Jetzt bereue ich es doch, dass ich nicht noch ein bisschen Farbe ins Gesicht geschmiert habe, sondern einfach losgerast bin. Tausend Dinge schwirren durch meinen Kopf.

Ist er überhaupt da?

Oder probt er für die nächste Vorstellung?

Hat er wirklich so viel zu tun?

Was wird er zu meinem Überraschungsbesuch sagen?

Soll ich besser vorher anrufen?

Lieber doch telefonisch das Ganze erledigen?

Wie soll ich es ihm sagen?

Ganz direkt oder langsam vortasten?

Oder einfach küssen wie Luisa ihren Kai?

Steht er wirklich auf mich?

Am liebsten würde ich umdrehen. Ich spüre mein Herz bis zum Hals klopfen. Aber da schleicht auch noch ein anderes Gefühl herum. Eines, das mich dazu bringt, nicht umzukehren. Nicht wegzulaufen.

Ich freue mich nämlich wie wahnsinnig, ihn wiederzusehen. Und merke, wie sehr ich ihn nach den paar Tagen schon vermisst habe. Seine ruhige, aufmerksame Art. Ich kann es immer noch nicht fassen, dass ich nicht begriffen hatte, wie gut wir zusammenpassen. Den Mann meines Lebens direkt vor der Nase und ich spinne den Mond an. Ich bin der größte Trottel, den es je gegeben hat. Unübertroffen.

Aber das wird gleich anders! Ich nehme die Klingel ins Visier. Wenn ich mich nicht bald traue, rufen die Nachbarn die Polizei, weil sie denken, ich will spionieren. Unterstellen mir, dass ich vorhabe, das Haus der Sewigs zu überfallen und auszurauben. Es kann doch nicht so schwer sein, einen harmlosen kleinen Klingelknopf zu bedienen. Von Angesicht zu Angesicht mit dem Feind. Ich schließe die Augen und drücke.

»Guten Tag. Wollen Sie zu uns?«

Verwirrt reiße ich die Augen wieder auf. Es ist nicht Faustus, der da vor mir steht, sondern eine Frau, die ihm verblüffend ähnlich sieht. Bestimmt seine Mutter. Irgendwie habe ich nicht damit gerechnet, dass seine Eltern da sein könnten!

Von null auf rot in einer Sekunde! Neuer Rekord!

»Äh, oh, ja, guten Tag, ich bin Vanessa und möchte eigentlich zu Faustus.«

»Dann kommen Sie mit, der ist auf der Terrasse!«

Ich atme auf. Zum Glück will sie nicht wissen, ob er mich erwartet. Was hätte ich darauf sagen sollen? Nein, das nicht, aber ich würde Ihrem Sohn gerne eine Liebeserklärung machen!

»Fabian, Besuch für dich!«, ruft seine Mutter.

Stimmt ja, Faustus heißt gar nicht Faustus, sondern Fabian. Klar, dass seine Eltern ihn nicht mit seinem Spitznamen anreden. Schwein gehabt, dass die Mutter mir nicht die Tür vor der Nase zugeschlagen hat mit der Bemerkung: »Sie müssen sich täuschen, einen Faustus gibt es hier nicht!«

»Möchten Sie etwas trinken – Saft, Cola, Eistee?«, fragt Frau Sewig, bevor sie mich auf die Terrasse hinausschiebt.

»Öh, nein danke!«

Besser keine störende Getränkelieferung heraufbeschwören! Keine Ahnung, wie die Mutter drauf ist. Bis jetzt scheint sie über Damenbesuch nicht weiter überrascht oder aus der Bahn geworfen zu sein, aber direkt beim Küssen will ich mir nicht zusehen lassen. Wenn es so weit überhaupt kommt …

Unsere Augen treffen sich nur für Sekunden. Faustus kippt die Kinnlade nach unten.

»Was …?«

»Ich …?«

»Hi.«

»Hi.«

Schweigen.

Ich betreibe intensive Schuhspitzenstudien. Faustus scheint den Terrassenbelag zum ersten Mal zu sehen.

»Was machst du hier?«, fragt er nach einer endlosen Weile. Seine Stimme ist rau und leise.

Trotzdem jubelt mein Herz aus den Kniekehlen und feuert mich an: »Er hat mit dir geredet, er hat mit dir geredet und dich nicht gleich rausgeschmissen! Jetzt mach schon, sag's ihm!«

»Ich, ich will mich entschuldigen wegen dem, was ich beim Essen gesagt habe!«

»Entschuldigen? Wüsste nicht, wofür.«

Er kann eine Augenbraue hochziehen. Das ist mir vorher noch nie aufgefallen. Sieht anbetungswürdig aus. Zum Knutschen! Aber das mache ich jetzt besser nicht. Geht auch gar nicht. Meine Beine wollen sich nicht bewegen. Sind einfach festgewachsen.

»Doch, weißt du wohl. Wegen meiner Fragerei über, na ja, eben wegen der Sache mit ... Sven.«

»Schon in Ordnung!«

»Nein, nichts ist in Ordnung. Gar nichts. Ich – du musst dringend wissen, ich steh überhaupt nicht auf Sven.«

»Hab schon gehört von der Party am See. Tut mir leid für dich.«

»Party am See? Äh, ach so, nein, das hat damit gar nichts zu tun, ich stand schon vorher nicht wirklich auf ihn. Das habe ich mir nur eingebildet, tja – ich, ich habe nicht gleich gemerkt, wie oberflächlich Sven – oder – na ja, jedenfalls passt er gar nicht zu mir!«

»So, so, und warum erzählst du mir das?«

»Weil ...«

Mein Herz hört auf zu jubeln und nimmt die Rutschbahn noch einen Stock tiefer.

»Weil ich, weil du … Ich wollte dich nicht verletzen und eigentlich bin ich in …«

»Dir hat also irgendeiner meiner geschwätzigen Freunde erzählt, dass ich in dich verliebt bin. Oder vermutlich hat er es Luisa gesteckt, was aufs Gleiche rauskommt. Und jetzt fühlst du dich verpflichtet, dich zu entschuldigen. Brauchst du nicht. Echt nicht. Kann passieren so was!«

»Nein, so war es gar nicht. Ich meine, o. k., Luisa hat mir einen kleinen Schubs gegeben, aber doch bloß, weil ich es selbst nicht gemerkt habe, dass ich …«

»Also, dann sag Luisa schöne Grüße von mir, es ist sehr nett, dass sie so besorgt um mich ist, aber ich komme schon zurecht.«

»Hörst du mir jetzt endlich zu?! Ich will doch was ganz anderes sagen!«

»Noch mehr?«

»Noch viel mehr! Luisa hat es mir nur gesagt, weil ihr längst klar war, dass du der Richtige für mich bist! Und das finde ich auch. So, jetzt weiß du's!«

Wenn ich erwartet habe, dass er mir in die Arme fällt, habe ich mich geschnitten. Seine Miene wird hart und unnahbar, fast schon feindselig.

»Ach, und wenn deine beste Freundin dir rät: ›Du, verlieb dich doch mal in den, der steht auf dich‹, dann machst du das natürlich auch sofort!?«

»Du verstehst alles falsch! Ich habe dich schon vorher supernett gefunden.«

»Und Sven?«

»Da hatte ich mich in was verrannt!«

»Ja, klar! Und weil der eine nicht passt, nimmst du jetzt halt mich. Sehr gnädig!«

»Das stimmt nicht. Ich möchte gerne mit dir zusammen sein. Nur mit dir, das musst du mir einfach glauben!«

»Und was macht dich da so sicher?«

»Das fühle ich!«

»Das fühlst du? Urplötzlich! Und letztes Wochenende hast du das noch nicht gefühlt?«

»Doch auch, aber eben noch irgendwie anders. Nicht so konkret, mehr freundschaftlich, verstehst du?«

»Soll ich dir sagen, was ich glaube!? Du hast dir gedacht, wenn der eine nicht zieht, nehme ich eben den anderen, der sowieso schon ganz verrückt nach mir ist. Und weißt du was? Damit hast du sogar richtig gelegen: Ich bin verknallt in dich gewesen – bis über beide Ohren. So erwischt hat es mich schon lange nicht mehr, wenn überhaupt schon jemals. Ich habe gedacht, du wärst die eine, die eine, die keine Spielchen spielt, die sagt, was sie denkt, die sich noch auf echte Gefühle einlässt.«

»Das stimmt doch auch!«

»Von wegen, du hast mir nur was vorgemacht und mich ausgenutzt, weil du mich über Sven aushorchen wolltest!«

»Gar nicht wahr, ich habe den Abend mit dir total genossen, das hatte mit Sven gar nichts zu tun.«

»Das habe ich gemerkt!«

»Warum sollte ich dir denn jetzt was vorgaukeln?«

»Weil du um jeden Preis einen Freund suchst. Egal wen. Du hast keine Lust mehr, allein zu sein, weil Luisa auch gerade unter der Haube ist und ein Quartett ja so praktisch wäre. Aber ich will nicht dein Trostpflaster sein, weil Sven dich nicht erhört hat. Als Notnagel oder Ersatzmann bin ich mir zu schade!«

Schockgefrostet stehe ich da. Faustus' Worte treffen mich wie Hammerschläge. Ich bin angezählt. Ausgezählt! Gehe k. o. in die Knie.

Trostpflaster, Notnagel, Ersatzmann! Dafür hält er sich und ich kann es ihm nicht mal verübeln. Ich habe zu lang gebraucht. War zu sehr mit mir selbst beschäftigt. Verflixt, wieso kann ich ihm nicht klarmachen, dass er für mich nicht zweite Wahl ist? Aber er zweifelt ja scheinbar sogar daran, dass unsere Freundschaft aufrichtig gewesen ist, denkt, ich hätte ihn nur über Sven ausfragen wollen. Deshalb fühlt er sich von mir verraten und kann sich nicht vorstellen, dass meine Gefühle für ihn echt sind.

Eine Erinnerung flammt auf.

Du findest ihn bestimmt bald, den Passenden. Des hab ich im Gespür. Musst bloß die Äugle aufsperre!

Orakel-Karli. Warum habe ich nicht auf ihn gehört und die Augen aufgesperrt? Was soll ich jetzt noch groß sagen? Faustus wird mir nicht glauben. Schachmatt. Mein Herz liegt am Boden und winselt vor Schmerzen. Soll es da ruhig bleiben. Ich werde es in nächster Zeit nicht mehr brauchen. Langsam drehe ich mich um. Seltsam, dass meine Beine wieder mitspielen. Wie an Marionettenfäden gezogen, tappe ich durch den Flur auf die Wohnungstür zu. Wenn er mich doch noch zurückruft!? Ich lausche angestrengt.

Er ruft nicht.

Heulendes Elend

Unschlüssig stehe ich auf der Straße. Ein Hund hebt an einem Baum das Bein. Eine Frau schleppt ihre Einkäufe. Zwei Nachbarn unterhalten sich. Wie kann alles so normal sein? Wieso bleibt die Welt nicht stehen? Das muss sie doch! Oder träume ich nur? Ein Albtraum und gleich wache ich auf und Faustus liegt lächelnd neben mir. Vorsorglich zwicke ich mich in den Arm. Es tut weh. Kein Traum. Der Rest von mir fühlt sich taub und leer an. Als ob nur noch meine Hülle den Gehweg entlanglaufen würde. Und dann ist er plötzlich da, der Schmerz. Mit einem Schlag und voller Wucht. Tränen laufen mir über die Wangen. Ich kann nichts dagegen tun. Ein paar Leute sehen mich mitleidig an. Es ist mir piepegal. Sollen sie sich doch das Maul zerreißen. Ich habe gerade den größten Schlamassel meines bisherigen Lebens gebaut, habe es nicht geschafft, meinem Traummann klarzumachen, wie sehr ich ihn liebe. Was kann jetzt noch wichtig sein? Ganz von allein fangen meine Füße an zu rennen. Nur weg, nur weiter. Zu Luisa zurück? Ich will lieber allein sein. Trost kann ich jetzt nicht ertragen.

Zeit heilt alle Wunden? Saudummer Spruch und niemand redet von den Narben!

Wart's nur ab, du findest einen anderen? Ich *will* aber keinen anderen!

Ohne es zu merken, lande ich zu Hause. Das ist es! Ich werde mich in mein Zimmer verkrümeln und nicht wieder rauskommen. Im Wohnzimmer liegt eine Schachtel Pralinen auf dem Tisch. Meistens hilft Schokolade gegen jeden Frust. Nicht heute. Schon bei der Vorstellung wird mir flau. Alles habe ich vergeigt wegen meines idiotischen Schlankheitswahns. Ich kann nie, nie wieder etwas essen, ohne daran denken zu müssen. Keine Schokolade, keine Pizza und schon gar kein Eis oder Lasagne.

Draußen wird es dämmrig. Ich kauere auf dem Fußboden und mache *nichts*. Die *Helden* auf Endlos-Repeat bringen immer wieder die Erinnerungen zurück. Bitter. Traurig. Trotzdem kann ich mich nicht aufraffen, die Stopptaste zu drücken.

»Vanessa, bist du da?«

Die Tür wird aufgerissen.

»Ich hab ein paar Urlaubskata… Was sitzt du denn hier im Dunkeln?«

Die Deckenlampe ist so hell, dass ich die Augen zusammenkneifen muss. Erschrocken legt meine Mutter den Stapel zur Seite und hockt sich neben mich.

»Du hast ja ganz zugeschwollene Augen. Was ist los? Liebeskummer?«

Treffer ins Tiefschwarze. Ich weiß, ich könnte ihr jetzt alles erzählen und meine Mutter würde es kapieren. Aber ich muss nicht. Stummes Verständnis reicht völlig. Meine Tränen versickern in ihrem Arm.

Nach einer langen Weile zupft Mama die Kataloge herbei. »Bereit?«, fragt ihr Blick wortlos.

Ich zucke mit den Schultern. Tausende von Kilometern Entfernung werden nicht reichen, um Faustus zu vergessen. Palmenstrand oder Alpenglühen – so was von egal.

Eigentlich sind Urlaube mit Mama großartig. Im Gegensatz zu meinen Freunden, die seit Jahren versuchen, sich vor den Familienurlauben zu drücken – mit mehr oder weniger großem Erfolg –, verreise ich richtig gerne mit meiner Mutter. Nicht nur weil ich das volle Mitbestimmungsrecht beim Zielort habe. Sondern auch weil es in den Ferien kaum Kontrolle oder Vorschriften gibt. Am Morgen wird kurz besprochen, worauf jeder Lust hat. Wenn die Pläne übereinstimmen, ist's gut, wenn nicht, gehen wir getrennter Wege. Oft hat Mama die besseren Ideen und ich lasse mich anstecken. Spätestens am zweiten Tag kennt meine Mutter die nettesten Leute am Ort und in lustiger Runde geht der Urlaub viel zu schnell vorbei. Nicht selten halten die neuen Bekannten sie anfangs für meine Schwester. Optisch haut das zwar nicht ganz hin, aber wegen ihrer lockeren Art hält niemand sie für eine mütterliche Glucke. Mama hat sich sogar schon ans Wasserskifahren getraut oder ist mit zwei Mopeds mit mir zusammen auf einer Insel rumgetourt.

Fünf-Sterne-Hotels kommen nicht in die Tüte, denn auf »Frühstück-ans-Bett-Schnickschnack-mit-goldenem-Besteck« stehen weder meine Mutter noch ich.

»In so einem Schuppen lernt man Land und Leute gar nicht richtig kennen«, sagt Mama immer.

Vor drei Jahren haben wir es mal für eine Woche ausprobiert und der Luxus ist uns tierisch auf die Nerven gegangen. Seither steht Pension oder Ferienwohnung fest. Nur das Land ist die Überraschung.

Urlaub im Winter planen geht gar nicht. Frühbucherrabatt hin oder her. Spontan, höchstens einen Monat vorher, so wird das bei uns Möllers gemacht. Deshalb ist schon die Aussucherei das volle Vergnügen und wir müssen nicht mehr so lange warten, bis es losgeht.

Heute ziehen die bunten Hochglanzbildchen allerdings an mir vorbei wie die Zugvögel im Herbst.

Die Kirchen in der Toskana mit ihren farbenfrohen Fresken – unwichtig.

Die endlosen Sandstrände in der Karibik – unwichtig.

Die urgemütlichen griechischen Tavernen – unwichtig.

Auf einmal springt mir doch ein Ziel entgegen. Ein Reiseveranstalter bietet von London einen Ausflug nach Stratford-upon-Avon an. Die Geburtsstadt Shakespeares.

»Das!«

Ich tippe mit dem Finger auf die Seite.

»Du willst in die Hauptstadt des Nebels und Nieselregens?«

»Ja.«

Ich bin mir ganz sicher. Entfliehen kann ich meinen Gefühlen ohnehin nicht. Dann will ich Faustus wenigstens auf diese Weise nahe sein, indem ich mich in seine Welt hineindenke.

»Einverstanden«, sagt Mama. »Ein bisschen Abitraining schadet sicher nichts und mein Englisch kann ebenfalls eine Auffrischung vertragen.«

Mit Elan macht sie sich an die Auswahl einer sogenannten Bed-and-Breakfast-Pension. Diese Details sind für mich schon wieder uninteressant. Ich kämpfe mit einem Kloß im Hals und bin froh, als Mama mich allein lässt. Länger hätte ich die Tränen nicht mehr zurückhalten können und ich will meiner Mutter damit nicht die Vorfreude verderben. Wie schön wäre es, mit Faustus gemeinsam auf Shakespeares Spuren zu wandeln. Bestimmt könnte er mir jede Menge erzählen. Wir würden vielleicht sogar in London eine Vorstellung in der Originalfassung ergattern. Selbstverständlich wäre der Benedikt nicht halb so gut wie Faustus.

Ich habe nicht erwartet, auch nur ein Auge zumachen zu können. Dennoch schrecke ich aus einem unruhigen Schlaf und blicke mich orientierungslos um. Ich liege in Klamotten auf dem Bett. Die Nachttischlampe brennt und ein Tablett mit liebevoll aufgeschnittenen Obststückchen steht daneben. Offensichtlich hat Mama noch mal nach mir gesehen, mich aber lieber schlafen lassen. Wie zu Kinderzeiten, als ich Angst hatte, im Dunkeln einzuschlafen, hat Mama ein »Schlaflicht« angelassen. Schade, dass es jetzt nicht mehr so einfach ist, mich zu beruhigen. Früher hat das gereicht. Oder ein Pflaster mit viel Pusten, wenn ich mir mal wieder die Knie aufgeschlagen hatte. Aber Herzpflaster gibt es nicht und Herztropfen sind für andere Zwecke gedacht. Ich fröstle. Tränenblind fällt mein Blick auf mein Handy. Der kleine Briefumschlag links unten zeigt eine neue SMS an. Das hat mich also geweckt. Mit zitternden Fingern greife ich hin. Faustus!?

Es ist erst kurz nach Mitternacht. Ich öffne den Nachrichteneingang.

> *‹Hoffe, ich störe jetzt nicht mehr. Sterbe vor Spannung!›*

Luisa, natürlich, ich habe ihr noch gar nicht Bescheid gesagt. Am liebsten würde ich das auch jetzt nicht tun. Ich habe keine Kraft, das ganze schmerzhafte Gespräch mit Faustus zu wiederholen, und darauf würde es hinauslaufen. Luisa ist in solchen Sachen bei Weitem nicht so zurückhaltend wie meine Mutter. Schon gar nicht, wenn sie den Herzbuben kennt.

Bis morgen könnte ich noch auf »toten Mann« machen und mich in Schweigen hüllen. Das Handy muss ich allerdings ausschalten, denn ich rechne ab jetzt mit Meldungen im Halbstundentakt. Besser, ich bringe es gleich hinter mich, dann kann wenigstens Luisa halbwegs beruhigt einschlafen.

‹Er glaubt mir nicht. Bin total fertig. Näheres bitte, bitte erst morgen!›

So kann man sich auch in besten Freundinnen täuschen. Insgeheim rechne ich, trotz meiner Bitte, mit einem Anruf. Aber Luisa hält sich zurück und schreibt nur:

‹O Scheiße!!! Leide mit Dir!!!! Schlaf trotzdem, morgen Schlachtplan!›

Ich bin voll erleichtert, nicht mehr Rede und Antwort stehen zu müssen. Aber Schlachtplan!? Das stellt sich Luisa ein bisschen zu einfach vor. Kein Wunder, sie weiß ja nicht, was Faustus mir alles an den Kopf geworfen hat. Außerdem hat er ausdrücklich gesagt:

Ich bin *verknallt in dich* gewesen – *bis über beide Ohren. So erwischt hat es mich schon lange nicht mehr, wenn überhaupt schon jemals. Ich* habe gedacht, *du wärst die eine, die eine, die keine Spielchen spielt, die sagt, was sie denkt, die sich noch auf echte Gefühle einlässt.*

Eindeutig Vergangenheit. Rum ums Eck! Nichts mehr zu machen. Vorbei! Kurz und schmerzvoll!

Kann das sein? Kann er mich so viel schneller vergessen als ich ihn? Ich komme ins Grübeln. Natürlich kann ich nicht in ihn hineinschauen, aber wenn ich von mir ausgehe, dann hat er mir was vorgemacht. Ein paar Tage, um über die große Liebe hinwegzukommen – das schafft niemand. Nicht mal der härteste Mann. Das kann er vielleicht vorgeben, es muss deshalb aber noch lange nicht stimmen.

Ob sich daraus etwas machen lässt? Ein Hoffnungsschimmer? Hundertprozentig sicher bin ich mir nicht, dass er so tickt wie ich. Aber es reicht, um zu kämpfen. Ich balle die Fäuste. In der Ecke sitzen und leiden: Das hat die alte Vanessa gemacht. Die, die gedacht hätte: »Logisch mag er mich nicht, ich bin zu dick!«

Die Neue macht es sich nicht so einfach. Die Neue weiß, was sie falsch gemacht hat, und ist bereit in den Ring zu steigen und für die Liebe zu fighten.

Jawohl! Ich muss Faustus beweisen, dass ich nicht irgendeinen Freund will, sondern ihn. Ausschließlich ihn!

Idee gut – Umsetzung???

Wie zeigt man so was? Mit Reden allein komme ich nicht weiter. So viel ist klar. Aber was dann?

Ein Sitz- und Hungerstreik vor seiner Haustür?
Ich bin nicht Gandhi und verfolge keine politischen Ziele. Seine Eltern würden ihm wahrscheinlich nach so einer Aktion den Umgang mit mir verbieten. Fällt aus.

Ein Graffito mit Liebeserklärung an seiner Schule?
Geeigneter, aber ganz schön abgedroschen. Sieht man in jedem zweiten Teeniefilm. Fällt aus.

Ein klassischer Liebesbrief auf rosa Briefpapier mit Parfümduft?
Traditionell, hilfreich für feige Menschen und sicher nicht schlecht, wenn man dem anderen Zeit geben will. Trotzdem nicht mutig und persönlich genug. Fällt auch aus.

Es muss etwas sein, bei dem Faustus die Luft wegbleibt, bei dem er sofort erkennt, dass ich es für ihn mache, weil ich ihn liebe. Etwas, was ich sonst nie tun würde. Umso besser, wenn ich über ein paar Schatten dafür springen muss.

So was wie …

Blitzartig kommt die Erleuchtung. Genau das ist es!

Aus dem Schatten ins Licht

Fest entschlossen wähle ich die Nummer. Luisa findet mein Vorhaben gut. Aber ich brauche noch weitere Unterstützung, und das wird sicher nicht einfach. Wenn ich diesmal wieder nicht die richtigen Worte finde, kann ich ganz schnell einpacken.

Eine Stimme meldet sich.

»Hallo, Marlene, hier ist Vanessa.«

»Oh, hallo, nette Überraschung!«

Puh. Marlene weiß also nichts. Ich habe schon mit einer Mauer aus Ablehnung gerechnet.

»Hör mal, es ist ziemlich dringend. Ich bräuchte deine Hilfe, hast du Zeit für ein Treffen?«

»Hat es was mit Faustus zu tun?«

»Hat es, trotzdem wär's gut, er wüsste nichts davon, wenn es geht.«

»Du machst es aber spannend!«

Der erste Schritt ist geschafft. Marlene trudelt pünktlich ein und platzt beinahe vor Neugier. Diesmal habe ich mir genau überlegt, was ich sage. Ob es daran liegt oder an der leichteren zwischenweiblichen Verständigung … Jedenfalls schnallt Marlene ziemlich rasch das Dilemma.

»Da hast du ganz kräftig ins Klo gegriffen!«

»Kannst du laut sagen, kann ich auf dich zählen?«

»Für die wahre Liebe – immer! Wenn *du* das packst. Die anderen werde ich einweihen, damit keine dummen Fragen kommen, und morgen treffen wir uns zum Üben.«

Als Nächstes steht ein Besuch bei Luisas Mutter im Fundus an. Gut, wenn man Beziehungen hat. Leicht zu überzeugen ist sie trotz allem nicht.

»So ein Kleid in vier Tagen? Habt ihr eine Ahnung, was ihr da verlangt?«

»Bitte, Muttilein. Vanessa fällt sonst tot um.«

»So schnell stirbt man nicht! Ihr seid noch so jung!«

So hartherzig sie sich anhört, so butterweich ist sie in Wirklichkeit. Sie zückt ihr Maßband und vermisst mich. Mit erhobenem Zeigefinger droht sie Luisa: »Aber du hilfst mir beim Nähen, auch wenn dein neuer Freund dann auf dich verzichten muss. Sonst mache ich das nicht!«

Hürde zwei ist übersprungen. Jetzt kann das Unternehmen nur noch an meinem eigenen Gedächtnis scheitern. Marlene übt und rackert mit mir und kennt kein Pardon. Ich murmle pausenlos die Sätze vor mich hin, die sie mir einbläut.

Die ersten Zweifel regen sich. Ist es richtig, was ich mache, oder wird Faustus die Flucht ergreifen? Zwing ich ihn zu etwas, das er gar nicht will? Werde ich ihn und mich bis auf die Knochen blamieren?

Luisa und ich beraten lange, ob wir Kai einweihen sollen. Zum Schluss entscheiden wir uns dagegen. Luisa will zwar keine Geheimnisse vor ihrem Liebsten haben, aber wir wollen ihn auch nicht in Gewissenskonflikte bringen. Als enger Freund könnte er sich verpflichtet fühlen, Faustus einen Tipp zu geben, und das möchte ich vermeiden. Auf Kais Zuspruch muss ich daher verzichten. Das tut mir leid, denn Kai könnte Faustus' wahre Gefühle sicher recht gut abschätzen. Von Luisa weiß ich nämlich inzwischen, dass ich mit meiner Einschätzung von Kais und Faustus' Freundschaft richtig gelegen habe. Die zwei sind ziemlich dicke und kennen sich sogar noch länger als Luisa und ich. Erst vor einem Jahr hat Kai Sven durchs Fußballspielen näher kennengelernt und schleppt ihn seither ab und zu mit. Kai kommt ganz gut mit ihm klar, aber Faustus kann mit dem Partyjünger nur bedingt was anfangen.

»Sie haben sich bisher aber nicht weiter gestört. Hatten ja auch in puncto Frauen sehr unterschiedliche Geschmäcker und Ansprüche!« Das hat Kai als Kommentar abgegeben, als Luisa nachgebohrt hat. Mehr ist nicht aus ihm rauszubringen gewesen. Faustus hingegen hat total dicht gemacht und lässt sich auch bei Kai nicht blicken. Deshalb ist die verdammte Mutprobe ja nötig.

Für Luisa ist die Situation auch nicht einfach und ich rechne es ihr hoch an, dass sie sich immer neue Ausflüchte einfallen lässt, warum sie so wenig Zeit für Kai hat. Denn ihre Mutter bleibt eisenhart und spannt sie kräftig ein. Aber sie hält Wort und am Freitagnachmittag bestaune ich mich in einem Kleid, das sogar mein rotes in den Schatten stellt.

Dann wird es ernst. Ganz gegen meine Gewohnheit bin ich pünktlich auf die Sekunde. Marlene erwartet mich.

»Na, fit?«

Mir ist speiübel. Mein Kopf ein schwarzes Loch Gerade, dass ich meinen Namen noch herausbringe. Schon beim Nachnamen wird's eng. Das gestehe ich ihr auch.

»Dann ist alles richtig. So muss man sich fühlen.«

»Bist du sicher?«

»Felsensicher, vertrau mir!«

Marlene schleust mich in ein winziges Kabuff.

»Hier sieht Faustus mich doch sofort!«

»Über das Problem haben wir uns auch lange den Kopf zerbrochen, weil wir hier leider keinen zweiten Raum haben. Voilà, die Lösung!« Marlene schiebt einen riesigen Kleiderständer heran. »War Robbys Idee!«

Man sieht ihr an, wie stolz sie auf ihren Freund ist. Bei mir wächst das Unbehagen. Worauf habe ich mich da nur eingelassen? Hinter diesem Teil soll ich die nächsten drei Stunden hocken, mich nicht bewegen, nicht husten, nicht zu laut atmen – kurz: unsichtbar sein. Das kann nur schiefgehen. Zum Glück wissen alle Bescheid. Nicht dass einer aus Versehen den Ständer wegrollt und die Tarnung auffliegt. Nach und nach versammelt sich die ganze Mannschaft. Das macht es mir leichter, geräuschmäßig unauffällig zu bleiben. Bringt aber andere Gefahren mit sich. Außer mir haben alle großen Spaß an dem Versteckspiel. Gelegentlich schiebt sich eine Hand durch den Kleiderwust und winkt mir unauffällig zu. Robby kann es nicht lassen und steckt sogar den Kopf durch, um mich zu begrüßen.

Postwendend zischt Marlene ihn an: »Tickst du noch?! Wenn Faustus dich sieht!«

»Der ist noch gar nicht da.«

»Aber er kann jede Minute kommen und wie erklärst du ihm dann, dass du hier in der Wäsche hängst?«

»Is' ja gut, Miss Porzellankiste, ich pass auf!«

Trotz der Anspannung muss ich lächeln. Es ist wunderbar mitzubekommen, wie die ganze Truppe mich unterstützt und mir Mut macht.

Kurz darauf vergeht mir das Lachen. Ich höre Faustus.

»Wer hat denn dieses Monstrum hier geparkt? Wir haben doch sowieso so wenig Platz.«

Es ruckelt an dem Ständer. Mir gefriert das Blut in den Adern. Gleich sieht er mich und alles ist aus. Wie soll ich ihm erklären, was ich hinter dieser Klamottenburg zu suchen habe? Er wird denken, dass ich ihn aushorchen oder belagern will und seine Freunde zu einer gemeinen Verschwörung angestiftet habe. Weil er nicht ahnen kann, was für eine Überraschung ich tatsächlich vorbereitet habe.

Doch schon ist Marlene wieder zur Stelle. »Den hat der Kluger hingestellt und uns eingeschärft, dass er dableiben muss. Wozu, habe ich nicht genau mitbekommen.«

Hört sich fadenscheinig an, muss sogar ich im Stillen zugeben. Aber Faustus gibt sich murrend mit der Erklärung zufrieden. Überhaupt scheint er schlecht aufgelegt zu sein. Er spricht wenig und auf Fragen oder Scherze der anderen reagiert er nur knapp und einsilbig. Ob das am Lampenfieber liegt? Oder, ich wage es kaum zu hoffen, hat er ebenfalls Liebeskummer? Zu schade, dass ich Marlene nicht fragen kann, wie er sich sonst benimmt. Um abwarten und nicht mal Tee trinken komme ich also nicht herum. Trotzdem kriege ich jedes Mal die große Flatter, wenn ich nur seine Stimme höre oder vermute, dass er gerade direkt an mir vorbeiläuft. Eigentlich müsste er mich hören, so laut geht mir die Pumpe.

Dann wird das Gewusel weniger und die Stimmung bei allen nervöser und konzentrierter. Auch wenn ich nichts sehen kann, kann ich die Atmosphäre spüren. Das Spiel beginnt – im doppelten Sinn – und ich bin mittendrin. Mein Magen schlägt Purzelbäume und in meinem Kopf hat sich ein Bienenkorb eingenistet. Die Minuten verstreichen zäh und zu schnell zugleich. Ich strenge mich an, die Dialoge zu hören, und zucke zusammen, wenn Faustus fest und klar redet. Bilde ich mir das nur ein oder klingt er tatsächlich weniger fröhlich und viel bissiger, wenn er mit Marlene spricht? Wenn da mal nicht der Wunsch Vater des Gedankens ist!

»Wie geht's dir, lebst du noch?«, höre ich Robby zwischendrin einmal wispern.

»Kaum noch!«

»Fast Halbzeit, halte durch!«

Die Parole kommt genau richtig. Ich kralle schon seit Minuten meine Fingernägel in den Unterarm, um nicht aus den Latschen zu kippen, und kleine Schweißbäche lassen die Schminke in Strömen über mein Gesicht fließen. Marlene kann offensichtlich hellsehen, denn sie schiebt mir kurz darauf ein Taschentuch in mein Versteck und haucht: »Gegen den Angstschweiß!«

Dann herrscht wieder Rummel und Gedränge. Pause! Alle quatschen erleichtert und aufgekratzt durcheinander.

»Puh, ich brauche was zu trinken!« – »Habt ihr mitgekriegt, wie begeistert alle sind?« – »Kann jemand die Heizung abstellen? Ist ja der reinste Backofen da draußen.« – »Du musst etwas lauter reden.« – »Hat jemand meinen Lippenstift gesehen?« – »Bekomm ich jetzt endlich auch mal die Wasserflasche?« – »Wieso tue ich mir das jedes Jahr an?« – »He, geh von meinem Kleid runter!« – »Scht, man kann euch draußen hören!« – »Sorry!«

Bong.

»Weiter, schnell!«

Von Faustus habe ich wenig gehört, außer ein paar kurzen Anweisungen. Wie der Fels im Hühnerstall kommt er mir vor.

Bei dem Wort »Wasserflasche« wurde mir schmerzlich bewusst, dass meine Zunge am Gaumen festklebt. Ein Königreich für ein Tropfen. Vorsichtig lüpfe ich einen winzigen Spalt zwischen zwei Sakkos. Da, keine zwei Meter vor mir auf dem Boden steht die Erlösung. Ob ich es wagen soll? Wenn ich den Ablauf richtig im Kopf habe, ist Faustus im Moment beschäftigt. Eine Täuschung wäre allerdings tödlich. Ich ringe mit mir. Ja, nein, vielleicht, ja, nein, vielleicht, ja – behutsam schiebe ich den Arm durch mein Versteck und taste mich zu der Stelle vor, wo ich die Flasche vermute. Zu kurz. Affenarme nicht im Angebot. Vorsichtig rolle ich meine Tarnung ein Stückchen nach vorne. Zweiter Versuch. Meine Finger erfassen einen harten Gegenstand. Der zweite Preis: ein Lippenstift!

Na klasse, jetzt kann ich meinen ausgedörrten Mund wenigstens mit roter Farbe zukleistern. Einen weiteren Vorstoß traue ich mich nicht. Zu groß ist das Risiko, dass Faustus meinen Arm entdeckt. Ich verkrümele mich samt meinem fahrbaren Sichtschutz zurück in die Ecke. Der große Vorteil meines aufdringlichen Durstes ist, dass ich mich nicht mehr auf meine Aufregung konzentrieren kann. Zu übermächtig ist der Wunsch nach *Wasser*. Aber ich werde kein Wort herausbringen. Mit einem kehligen Krächzen werde ich zusammenbrechen und die peinlichste Situation meines Lebens heraufbeschwören. Gnade!

Bevor ich vollständig verzweifele, höre ich wieder jemanden hereinpoltern.

Stolpern, Fluchen und ein rollendes Geräusch in meine Richtung.

Ein Wunder! Das Schicksal hatte ein Einsehen! Unter den Zipfeln der langen Kleider taucht eine Flasche auf. Ich muss mich ganz schön zusammenreißen, meine Gier zu zügeln. Nicht sofort zuzugrapschen. Ungeduldig warte ich, bis der unabsichtliche Helfer wieder hinauseilt. Dann setze ich an. Gluck, gluck. Ich unterdrücke einen seligen Seufzer und schaffe es sogar, einen kleinen Rest für schlechte Zeiten übrig zu lassen. Sofort setzt die Panik wieder ein. Gleich muss es so weit sein. Ich kämpfe mit einem eingeschlafenen Fuß, der im ungemütlichen Schneidersitz gar nicht aufwachen will. Kribbeln in den Beinen, im Bauch und überall.

Der Ständer wird hektisch zur Seite gekickt. Marlene überreicht mir eine Maske, ich stülpe sie vors Gesicht, streiche schnell mein Kleid glatt, das dem von Marlene aufs Haar gleicht, und werde auch schon mitgezerrt. Noch einmal kurz durchatmen. Dann reicht Antonio mir den Arm und ich schreite mit ihm und Hero auf die Bühne. Gleißendes Scheinwerferlicht empfängt mich. Zum Glück verdeckt die Maske recht gut mein Blinzeln und mein kalkweißes Gesicht beim Anblick des Publikums. Was hat Marlene mir geraten: »Sieh auf keinen Fall in den Zuschauerraum. Tu so, als wären sie nicht da, sonst drehst du durch!«

Züchtig blicke ich zu Boden und warte auf meinen Einsatz. Benedikts/Faustus' Stichwort:

Faustus: Still, Mönch, gemach! Wer ist hier Beatrice?
Ich höre mich selbst sagen:
Vanessa: Ich bin statt ihrer da. Was wollt Ihr mir?
Faustus: Liebt Ihr mich nicht?
Kleine Textänderung:
Vanessa: Ich wusst' die Antwort lange nicht.
Kurzer, verdutzter Blick von Faustus. Ob er meine Stimme erkannt hat?
Faustus: So sind Euer Onkel und der Prinz und Claudio gar sehr getäuscht worden; sie schworen doch, Ihr liebtet.
Vanessa: Liebt Ihr mich nicht?
Spannung!!! Was wird er sagen? Im Original würde er jetzt so tun, als wäre er nicht weiter interessiert an Beatrice Aber stattdessen höre ich nach einem kurzen Zögern:
Faustus: Ich weiß die Antwort, verrat sie nicht!
Vanessa: So sind Hero, Ursula und Gretchen gar sehr getäuscht; sie schworen doch, Ihr liebtet.
Faustus: Sie schworen ja: Ihr seid fast krank um mich.
Vanessa: Sie schworen ja: Ihr seid halb tot aus Liebe.
Sehr freie Shakespeare-Interpretation.
Faustus: So geb ich's zu, wie ist's mit Euch?
Vanessa: Mehr als ihr Euch vorstellen könnt!

Der Teil, in dem erst Hero und Claudio mit den gemopsten Gedichten die beiden ihrer Liebe zueinander überführen, entfällt.

Denn Faustus überspringt einfach diese Dialoge und beugt sich zu mir.

Ich spüre seinen Mund auf meinem. Zuerst ganz vorsichtig, wie eine schüchterne Frage. Meine Lippen antworten ihm. Wortlos überzeugend und ohne Zweifel. Schade, dass in Anbetracht der Zuschauer der Kuss so schnell vorbei ist.

Für den kurzen Rest der Vorstellung hält Faustus mich fest im Arm und tanzt dann mit mir hinter die Bühne.

Die Verbeugungsarien sind wieder Marlenes Angelegenheit. Darauf habe ich schon im Vorhinein bestanden. Mit Maske mag nämlich noch dem ein oder anderen die Umbesetzung entgangen sein. Ohne wäre das Verwirrspiel kaum mehr zu verbergen und ich will nicht für meinen Blitzauftritt den Ruhm einer ganzen Vorstellung einheimsen. Der gebührt Marlene in mehrfacher Hinsicht. Außerdem genügt mir der Erfolg, den ich erreicht habe, voll und ganz. Mein Auftritt war nur für einen einzigen gedacht, und der hat hoffentlich verstanden.

Nach schier endlosen Knicksen, Vorhängen und Zugaberufen kommt Faustus hinter die Bühne gesaust, schnappt sich meine Hand und zieht mich mit sich fort.

»Dankeschön-Feier für alle, die Zeit und Lust haben, morgen um acht bei mir!«, kann ich gerade noch über die Schulter rufen, da sind wir auch schon aus dem Raum hinter der Bühne geschlüpft, in dem ich die letzten Stunden von einer Hölle in die nächste geraten bin.

»Du bist verrückt. Großartig, todesmutig und total verrückt!«, flüstert Faustus mir ins Ohr.

Ich will noch mal weit ausholen und alles erklären.

Doch Faustus legt nur sacht seinen Finger auf meine Lippen. In seinen Augen kann ich sehen, dass es nicht mehr nötig ist. Er hat verstanden. Kein Fitzelchen von der verletzten Enttäuschung und dem Argwohn vom letzten Mal. Wir sehen uns lange an, können uns gar nicht sattsehen. Inzwischen sind wir auf einer halb versteckten Bank im nahen Stadtpark gelandet. Ich sitze auf seinem Schoß, immer noch das Kostüm an, denn selbst eine noch so kurze Unterbrechung zum Klamottenwechseln wäre zu lang. Zu lang, um auf Faustus' Küsse zu verzichten. Seinen Arm um meinen Schultern, seine verliebten Blicke und seine glückliche Stimme.

»Hast du nicht behauptet, du würdest dich niemals auf eine Bühne trauen?«

»Ich hatte auch jede Berechtigung, mich zu weigern, wenn du wüsstest, wie ich mich am Anfang angestellt habe. Null Talent!«

»Kann gar nicht sein!«

»Oh doch, frag die anderen, die sind schier verzweifelt. Ich wusste nie, wo ich hinlaufen sollte oder wohin mit meinen Armen. Einmal habe ich Robby sogar eine Ohrfeige verpasst, weil ich so wild mit den Händen rumgefuchtelt habe. Und Marlene hat ernsthaft überlegt, für mich einen Souffleur zu engagieren. War ja auch nur 'ne Woche Zeit für den ganzen Zauber.«

»Wie hast du es angestellt, hinter meinem Rücken so eine Aktion auf die Beine zu stellen und die gesamte Crew darauf zu trimmen, dichtzuhalten? Normal ist Ignatz ein nicht zu bremsendes Plappermaul, der nichts geheim halten kann.«

»Marlene hat jedem, der sich verquatscht, gedroht, dass er nächstes Jahr nicht mehr mitspielen darf. Und es kam der Romantik-Bonus dazu. Proben zu organisieren, von denen du nicht durch Zufall was mitkriegst, war viel schwieriger.«

»Ja richtig! Wie habt ihr das denn hinbekommen?«

»Die ersten Durchläufe waren bei Robby im Keller. Da sind wir uns ganz ordentlich auf den Zehen rumgetreten, weil's so eng war. Aber einmal brauchten wir die Bühne, damit ich wusste, wo ich stehen muss. Deshalb ist euer Lehrer eingesprungen.«

»Verstehe, das Gespräch über die Stückauswahl für nächstes Jahr. Dass ihr den Kluger überhaupt eingeweiht habt …«

»Er musste doch Marlenes Textkorrekturen abnicken. Den Originalwortlaut, in dem ich leugne dich zu lieben, habe ich verweigert.«

Faustus grinst mich verschmitzt an. »Dabei gelten Shakespeares Dialoge überall als zeitlos schön …«

Eine Frage brennt noch auf meinen Fingernägeln. »Hättest du dich wirklich nie wieder bei mir gemeldet?«

»Die Wahrheit? Ich war in den letzten Tagen oft kurz davor, dich anzurufen, weil ich es ohne dich kaum ausgehalten habe. Aber es hätte vermutlich noch etwas gedauert, bis mein verletzter Stolz nachgegeben hätte.«

»Dann habe ich ja alles richtig gemacht!«

»Bis auf eine Sache.«

Was kann er meinen? Ich sehe Faustus verwirrt an.

»Du musst mir dringend etwas versprechen!«, sagt er.

»Und was?«

»Dass du nie wieder auf die dumme Idee kommst, solche Diätkuren durchzuziehen. Für mich bist du nämlich die schönste Frau der Welt, genau so, wie du bist!«

Was ist mit mir passiert? Ein Kompliment und ich werde nicht rot … Faustus' Arme eng um meine Taille und ich halte nicht die Luft an, ziehe nicht den Bauch ein … Kuschle mich lieber in seine Arme und wünsche mir, dass er nie wieder loslässt.

Der richtige Mann – ganz klar! Aber fast noch toller – zum allerersten Mal fühle ich mich rundum wohl mit mir selbst! Ein irres Gefühl!

»Danke, du bist echt süß! Und keine Sorge, so was würde ich vor allem *mir* nie wieder antun.

In der Reihe *Ich bin Ich!* ebenfalls bei Thienemann erschienen:

Barbara Bollwahn: *Mond über Berlin*
Sabine Both: *Rosa Wolken*
Sabine Both/Frank M. Reifenberg: *LiebesLied*
Cora Gofferjé: *Bye, bye, Ben!*
Cora Gofferjé: *Ciao, Süßer!*
Ilke S. Prick: *Zimt und Honig*
Ilke S. Prick: *Sommer mit Juli*
Martina Sahler: *Cyberschokolade*
Chantal Schreiber: *Allein unter Models*

Hanauer, Michaela:
Bauch, Beine, Po & Herz
ISBN 978 3 522 17888 4

Reihengestaltung: Birgit Schössow
Einbandillustration und -typografie: Birgit Schössow
Innentypografie: Kadja Gericke
Schrift: ITC Giovanni, Airstream
Satz: KCS GmbH, Buchholz/Hamburg
Reproduktion: Medienfabrik, Möglingen
Druck und Bindung: Friedrich Pustet, Regensburg

5 4 3 2 1* 07 08 09 10

www.thienemann.de

Mädchenbücher für Fortgeschrittene

Barbara Bollwahn: **Mond über Berlin**
256 Seiten · ISBN 978 3 522 17770 2
Bloß weg hier! In der Dorfdisco wird Klara zur „Miss Juni" gewählt. Viel weiter kann man es in diesem Kaff nicht bringen. Berlin – das wär's! Es kann doch nicht so schwer sein, dort einen Job zu finden?

Sabine Both: **Rosa Wolken**
208 Seiten · ISBN 978 3 522 17816 7
Was soll das? Ständig hat Rosa merkwürdige Träume. Ausgerechnet von Karl, ihrem besten Kumpel. Jede Nacht im Schlaf küsst sie ihn. Dabei ist sie gar nicht in ihn verliebt ...

Cora Gofferjé: **Bye, bye, Ben**
272 Seiten · ISBN 978 3 522 17778 8
Ben hat sie wegen Eva sitzen lassen! Was hat Eva, was sie nicht hat? Carlotta ist traurig und auch ziemlich verletzt. Da passt es gut, dass sie für ein Jahr wegkann – ins sonnige Kalifornien!

Cora Gofferjé: **Ciao, Süßer!**
272 Seiten · ISBN 978 3 522 17849 5
Seit Merle und ihre Freundinnen den „Club der Rachegöttinnen" gegründet haben, zeigen sie der Männerwelt, wo der Hammer hängt. Denn Typen, die fremdgehen, können sie gar nicht leiden ...

Ilke S. Prick: **Sommer mit Juli**
256 Seiten · ISBN 978 3 522 17808 2
Juli ist bis über beide Ohren verliebt. Aber wie soll sie Marius in Berlin bloß wiederfinden? Also schreibt Juli kurze Nachrichten an Marius und schickt sie per U-Bahn auf die Reise ...

Ilke S. Prick: **Zimt und Honig**
240 Seiten · ISBN 978 3 522 17765 8
Mascha weiß nicht mehr, wo oben und unten ist. Was ist nur los mit ihr? Da lernt Mascha Khalid kennen, der so ganz anders ist als ihr Freund Philip ...

Martina Sahler: **Cyberschokolade**
208 Seiten · ISBN 978 3 522 17824 2
Lisanne ist fast 17 und frustriert: Ihr Babyspeck will nicht verschwinden und ihr Liebesleben beschränkt sich auf Händchenhalten. Aber dann trifft sie im Chat ihre große Liebe ...

THIENEMANN